新しいエビデンスに基づく
歯周基本治療のコンセプト
フルマウスディスインフェクション・光殺菌・抗菌療法

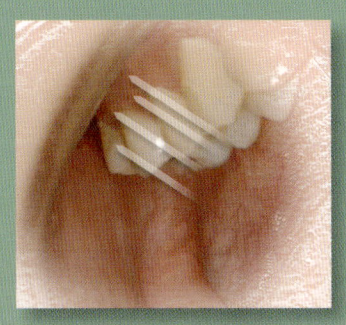

編著 — 吉野敏明

著 — 田中真喜・巻島由香里
　　 田中良枝・田島祥子
　　 髙橋優子・関根　聡
　　 吉野宏幸

Concepts of
Initial Preparation
Based on New Evidences

細菌叢改善と
治療効率を組み入れた
歯周基本治療の
パラダイムシフト

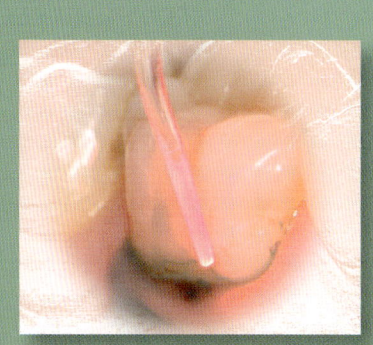

医歯薬出版株式会社

編 著
吉野　敏明：医療法人社団誠敬会吉野歯科診療所歯周病インプラントセンター　理事長

著
田中　真喜：医療法人社団誠敬会吉野歯科診療所歯周病インプラントセンター
巻島由香里：医療法人社団誠敬会吉野歯科診療所歯周病インプラントセンター
田中　良枝：医療法人社団誠敬会吉野歯科診療所歯周病インプラントセンター
田島　祥子：医療法人社団誠敬会吉野歯科診療所歯周病インプラントセンター
髙橋　優子：医療法人社団誠敬会吉野歯科診療所歯周病インプラントセンター
関根　聡　：医療法人恵仁会関根歯科医院　理事長
吉野　宏幸：医療法人歯幸会吉野歯科医院　理事長

This book was originally published in Japanese under the title of :

ATARASHII EBIDENSU-NI MOTODUKU
SHISHUKIHONCHIRYO-NO KONSEPUTO
—FURUMAUSU DEISUINFEKUSHON/PDT/KOKINRYOHO

(Concepts of Initial Preparation based on New Evidences
—Full mouth disinfection/Photodynamic Therapy/Antimicrobial Therapy)

Editor :

YOSHINO, Toshiaki
　Yoshino Dental Clinic Perio-Implant Center

© 2013 1st ed.
ISHIYAKU PUBLISHERS, INC.
　7-10, Honkomagome 1 chome, Bunkyo-ku,
　Tokyo 113-8612, Japan

歯周病が感染症であることを疑う者は，現在いない．しかし，歯周病そのものが"感染症である"と認識されたのは，比較的最近である．日本歯周病学会は，昭和33年より昭和42年までは"日本歯槽膿漏学会"という名称であり，昭和43年より現在の日本歯周病学会という名称に改名された[1]．この歯槽膿漏という言葉は，あくまで歯周炎の症状の一つからつけられた名称であり，難聴や近視などと同じく，症状名が疾患名となっていたのである．当時は原因がまだよく解明されておらず，先達らの努力によって徐々に感染と発症のメカニズムが解明され，はじめて感染症としての"歯周病"という名称が採用されたのである．もっとも，今から20年と少し前の平成の時代に入ったばかりの頃，新卒の筆者が東京の大学病院の外来で治療していたときですら「あなたは歯槽膿漏ですよ，いまは歯周病という名前ですが」と患者に逐一説明していたことを記憶している．現在は歯周治療を行う我々にとって，大変恵まれた時代となった．

本書の出版にあたって

歯周基本治療の概念として，変わるもの，変えてはいけないもの

いずれにしても，TVのコマーシャルから「リンゴを噛むと血が出ませんか？」という言葉を耳にした時代から，最近では「歯周病原細菌の除菌」なる言葉が使われるようになり，広く国民の間にも歯周病が感染症であることが知られるようになってきた．しかし，その感染のメカニズムとなると歯科医師ですら熟知しているとはいいがたい．歯周病の感染は，内因性感染と外因性感染の組み合わせであること，そしてその外因性感染に対する個々の宿主の抵抗力には差があること，さらに，これらすべてを修飾するリスク因子が絡み合うことを特徴とする，まさに多因子性疾患なのである．このことを正確に理解し，そして患者に説明して治療できなければ，我々歯科医師は永遠に対症療法を行う「技術屋」から脱却できない．患者とその家族，あるいはこれから歯科医療の道を志す情熱ある若者たちの期待に応えるためには，我々歯科医師とコデンタルスタッフが真に尊敬される環境を整えていかなければならない．

詳細は本書の各項に譲るが，こうした歯周病を治療するにあたり，プラークコントロールの不良や，全身疾患，加齢などによる免疫力低下に起因する弱毒性常在菌の増加，多くはLPSなどの細菌内毒素による弱い感染症である内因性感染の因子と，健康な者にはほとんど存在しない歯周病原細菌が外毒素として分泌する各種タンパク分解酵素などによって破壊的に歯周病が進行する外因性感染の因子を分けて考える必要がある．そもそも，喫煙やブラキシズムなどのリスク因子を分けて診断し，また現在の細菌学的免疫

学的診断に基づけば，歯周基本治療は従来一律に行われてきた口腔清掃指導→歯肉縁上歯石の除去→ SRP →再評価→歯周外科……，といった単純な流れにはならないはずである．これは，胃潰瘍の治療が従来の外科治療による切除療法から，細菌学的診断に基づき，発症前診断とその後の抗菌療法を応用したピロリ菌の除菌による発症前治療に移行したのとよく似ている．世界で最も細菌学的診断と免疫学的診断に恵まれたわが国の歯科医師は，歯をみる医者の歯医者から，「医者として，歯や口腔内を一人間単位として診て治療をする」真の歯の"医師"，真の歯科医師に今ならなくてはならない．

本書では上記理念に基づき，先達らの意志を強く引き継ぎ，確立した現在の歯周基本治療の術式に加え，わが国が世界にほこる細菌検査や免疫検査とその診断や，全身疾患との関わりを含めた，真の総合医療としての歯周基本治療の在り方を提唱したい．

藤原雅彦は，著書の「名著講義」[2]のなかで，内村鑑三の"余は如何にして基督教徒となりし乎"[3]を取りあげ，内村の「元々優れた土壌がある日本に，こうした（海外の）キリスト教のよい部分を持ち込めば，日本は世界でもとびぬけて完成度の高いキリスト教国となるのではないか」という"接ぎ木思想"を紹介している．そして，接ぎ木思想は日本人の核をなす儒教的な素晴らしい倫理観に聖書の教えを加えていくという考え方を示している．この"キリスト教"を歯周基本治療に置き換えれば，わが国は世界でも最も優れた歯周基本治療を行う国となる，といえる．元来，わが国の歯科治療は地域に深く根差し，内科医以上に患者やその家族とのかかわりが深い．また，質の高い口腔清掃指導を受け入れられるような国民性をもっている．保険治療での報酬が高くなくとも，歯科衛生士は一生懸命にただ患者のために口腔清掃指導やスケーリングを行っている．加えて，わが国では保険請求のできない抗菌療法やフルマウスディスインフェクションなどのエビデンスを各国の研究者や研究機関からの情報として取り入れることが自由にでき，わが国が学術的に積みあげたエビデンスと微力ながら我々がリサーチしたデータも含め，これらを横断的に理解し，あくまで医療人として倫理的にも医学的にも経済的にも実践可能であることを前提として本書を記す．そして，歯周基本治療の変えてはならない幹の部分は大切にし，そのうえで歯科医学の新しい部分を「接ぎ木」し，本書ではこれからの歯周基本治療を考えられるようにまとめてみたつもりである．

平成 25 年 1 月

吉野 敏明

文 献
1) http://www.perio.jp/information/history.shtml
2) 藤原正彦：名著講義．文藝春秋，東京，2009．
3) 内村鑑三 著，鈴木俊郎 訳：「余は如何にして基督信徒となりし乎」．岩波書店，東京，1958．

新しいエビデンスに基づく
歯周基本治療のコンセプト
フルマウスディスインフェクション・光殺菌・抗菌療法

CONTENTS

はじめに …………………………………………………………… 吉野敏明　iii

Chapter 1　歯周基本治療の重要性と歴史的背景

1　歯周治療はどのように発展し歯周基本治療という概念が構築されたのか
………………………………………………………………………… 田中真喜　2

はじめに…2　　歯周基本治療の概念の誕生…2　　外科療法（切除療法）と非外科療法の比較…3　　歯周基本治療のはじまり…4　　わが国における歯周基本治療のはじまり…5　　まとめ…5

2　現在の歯周治療の流れ……………………………………… 吉野宏幸　6

はじめに…6　　歯周治療の大きな流れ…6　　応急処置…6　　診断…7　　Stage1　原因除去療法（歯周基本治療）…14　　Stage2　歯周組織環境整備；歯周外科…15　　Stage3　機能回復療法；補綴,咬合　治療…19

Chapter 2　歯周基本治療の考え方とバリエーション

1　口腔清掃指導 ……………………………………………… 関根　聡　24

口腔清掃指導の意義と重要性…24　　歯周治療における口腔清掃指導の位置づけ…24　　外科治療とのかかわり…25
口腔清掃指導の実際…25
口腔清掃指導の徹底により歯周組織の著しい改善を認めた症例…27

2　スケーリング・ルートプレーニングの概念と方法 ………… 吉野宏幸　30

はじめに…30　　SRPとは…30　　SRPの目的…31　　SRPで取るべきものと取ってはいけないもの…31　　スケーラー…32

3　SRPを複数回に分割して行う場合の考え方 ……………… 関根　聡　36

はじめに…36　　歯周病の感染機序とその対応…36　　SRPを分割して行う際のメリット…37　　SRPを分割して行う際のデメリット…37
臨床応用…39

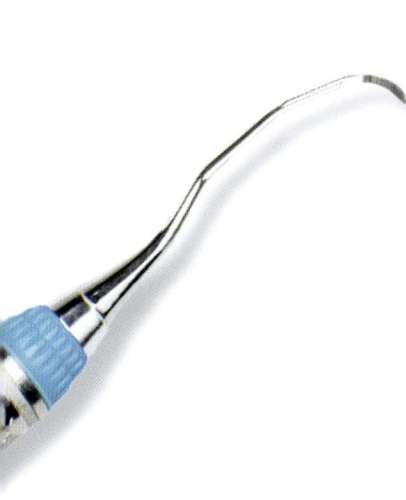

4 フルマウスディスインフェクションの概念 ……………………吉野宏幸　40
FMD という概念の成り立ち…40　　細菌の伝播…40　　治療効率…43
菌血症…43　　全身疾患…44　　Quirynen らのプロトコール…46
Wennström らのプロトコール…46　　Gomi らのプロトコール…47
Yoshino らの提唱する FMD の分類とプロトコール…47

5 FMD と複数回の SRP のエビデンス ……………………吉野宏幸　48
FMD の文献的考察を行う意義…48　　FMD と経口抗菌療法の併用効果
に関するエビデンスはあるか？…52

6 歯周基本治療応用のディシジョンメイキング ……………………吉野敏明　53
感染の機序とその診断…53　　FMD の臨床導入…62　　細菌の量的規
制と感染治療の境界線…62　　診断名で治療方針が決まる；適応症とディ
シジョンツリー…63　　細菌検査方法とサンプリング方法…64　　抗菌
療法…64　　歯科衛生士が主体となる FMD 治療の流れ…64
まとめ…66

Chapter 3　新しい診断法と治療法

1 細菌検査，免疫検査の術式，診断法 ……………………田中良枝，田中真喜　68
細菌検査の位置づけ…68　　細菌検査施術の注意事項…68　　検査法
の選択…69　　歯周病のリスク評価のための細菌的指標…74　　細菌
検査結果の診断…74　　免疫検査…76

2 抗菌療法の考え方，投薬方法 ……………………田中真喜　77
抗菌療法とは…77　　抗菌療法の臨床有用性…77　　抗菌療法の種類
と適応…78　　局所投与の基本…79　　全身投与の基本…79
投与の注意点…82　　副作用と偶発症…86

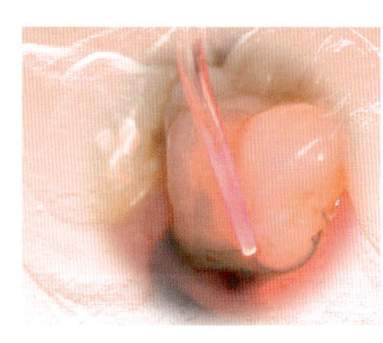

3 フルマウスディスインフェクションの種類と適応 ……………………田中真喜　88
はじめに…88　　FMD の分類と適応症…88　　経口抗菌療法と FMD
の併用療法の臨床効果…90　　経口抗菌療法と OS-FMD の併用療法の実
際…91

4 Photodyanamic Therapy の歯周基本治療への応用 ……………………田中真喜　94
はじめに…94　　Photodyanamic Therapy とは…94　　PDT の歯科治
療への応用…94　　a-PDT の実際…95　　歯周治療における a-PDT の
応用…97

Chapter 4　ケースプレゼンテーション

1　フルマウスディスインフェクションの症例 …… 100
- 症例1　侵襲性歯周炎に対するFMDの応用 …… 髙橋優子　100
- 症例2　治療効率を優先したFMDの応用（Red Complexに感染した広範型中等度慢性歯周炎患者に，歯周組織再生療法の前処置としてFMDを行った症例） …… 田島祥子　107

2　抗菌療法の症例 …… 114
- 症例1　全身疾患と抗菌療法併用の歯周基本治療 …… 巻島由香里　114
- 症例2　インプラント周囲炎回避のための歯周基本治療時の抗菌療法 …… 田中良枝　120

3　Photodynamic Therapyの症例 …… 125
- 症例1　歯周基本治療におけるa-PDTの応用 …… 田中真喜　125
- 症例2　侵襲性歯周炎に対するa-PDTの応用 …… 吉野敏明　130

文 献 …… 136
索 引 …… 141

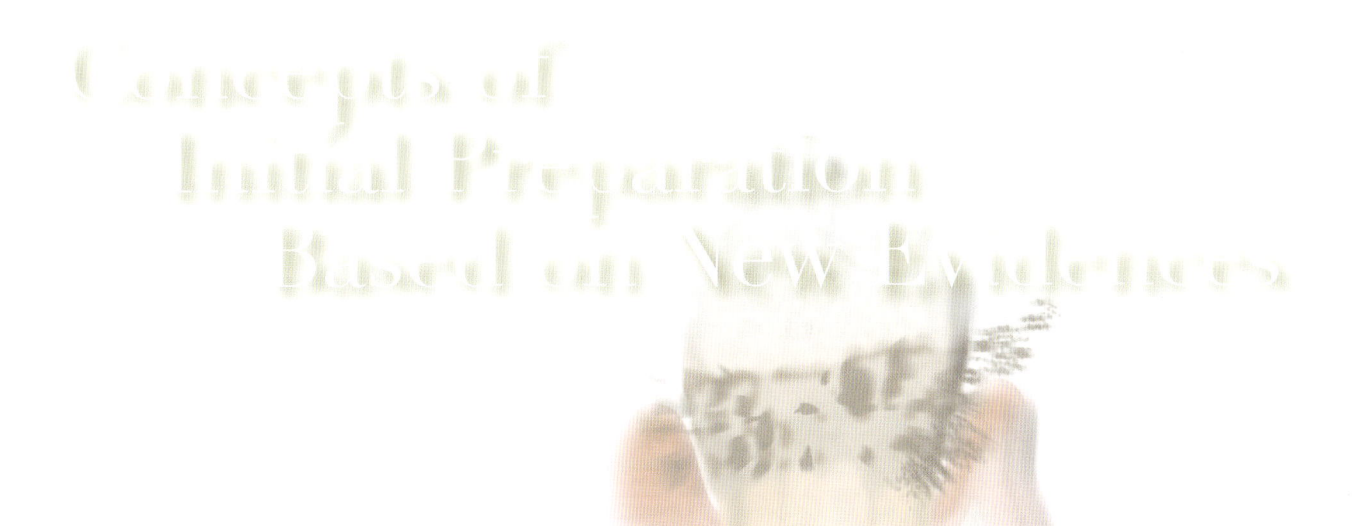

1 フルマウスディスインフェクションとは

FMD (Full Mouth Disinfection) の分類と定義

■治療回数による分類

①FMD(広義)	歯周病原細菌の再増殖期間(2〜4週)内にすべての歯をデブライドメントする方法.
②OS-FMD (One-stage FMD)	1回で全顎のデブライドメントを終了する方法.

■治療目的による分類

①US-FMD (Ultrasonic FMD)	超音波スケーラーをおもなデバイスとしてデブライドメントを簡略化し,治療時間の短縮をはかったもの.ただし,歯肉縁下の感染性沈着物を探知しながら除去するといった欠点がある.軽度歯周炎が適応であり,術者のスキルによる差異が少ない.
②D+FMD (Drug+FMD)	治療反応の向上を目的として,抗菌療法とFMDを併用し細菌叢の改善をはかる方法.全身疾患を伴わない重度歯周炎患者,歯周組織再生療法やインプラント治療を予定している歯周炎患者が適応.歯周組織再生療法やインプラント治療の前処置としても有用である.
③3S-FMD	3Sは,Systemic management(全身管理), Systemic antibiotic administration(経口抗菌療法), Sadation(静脈内鎮静法)の略で,全身管理下で経口抗菌療法を併用したFMDを意味する.侵襲性歯周炎,全身疾患を伴う歯周炎,歯周病原細菌の感染が強い重度広汎型慢性歯周炎,好中球減少症など全身疾患に起因する歯周炎,歯科恐怖症を含む精神疾患を有する歯周炎が適応症である.

2 抗菌療法とは

1―局所投与と全身投与の二つの種類がある（図1）．

- 局所投与の適応は，症状が軽度の場合，罹患部位が限局した慢性歯周炎，妊娠や全身疾患などで経口投与が行えない場合である．
- 全身投与の検討を行うのは，歯周基本治療に反応しない場合，全身疾患を伴う場合，歯周病原細菌の保菌者で発症前の場合，治療期間の短縮を図りたい場合が一般的である．また，免疫の異常低下を伴う患者，急速壊死性潰瘍性歯肉炎（ANUG）患者，かつての早期発症型全顎歯周炎患者，歯周病原細菌の保菌者で菌血症による歯性病巣感染の明らかな患者は経口投与を積極的に検討する患者群となる（表1）[1]．

局所投与（LDD；Local Drug Delivery）
含嗽剤／ペースト／ファイバー／ストリップス
単剤／合剤
投与期間

全身投与（SABT；Systemic Anti-Bacterial Therapy）
単剤／合剤
投与期間

図1　抗菌療法の種類

SABTを選択しない群	・歯周基本治療に反応する群 ・妊婦・全身疾患などでSABTが不可能な患者
SABTを検討する群	・歯周基本治療に反応しない群 ・全身疾患を伴う群 ・歯周病原細菌の保菌者で発症前のもの ・治療期間の短縮を図りたいもの
SABTを積極的に検討する群	・免疫の異常低下を伴う患者 ・急速壊死性潰瘍性歯肉炎，歯周炎（ANUG，ANUP） ・Prepubertal P, G. Juvenile P など早期発症型全顎歯周炎患者 ・歯周病原細菌の保菌者で，菌血症による歯性病巣感染の明らかなもの（心内膜炎，腎盂炎，心臓循環器系疾患など）

表1　抗菌療法の選択基準

2―抗菌療法の選択基準

臨床症状，細菌検査の結果に基づき単独で使用するのか，併用療法を行うのかを決定する（図2）．

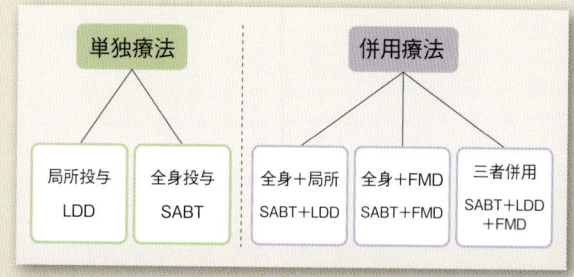

図2　抗菌療法の方法

3 治療方針決定のための考え方

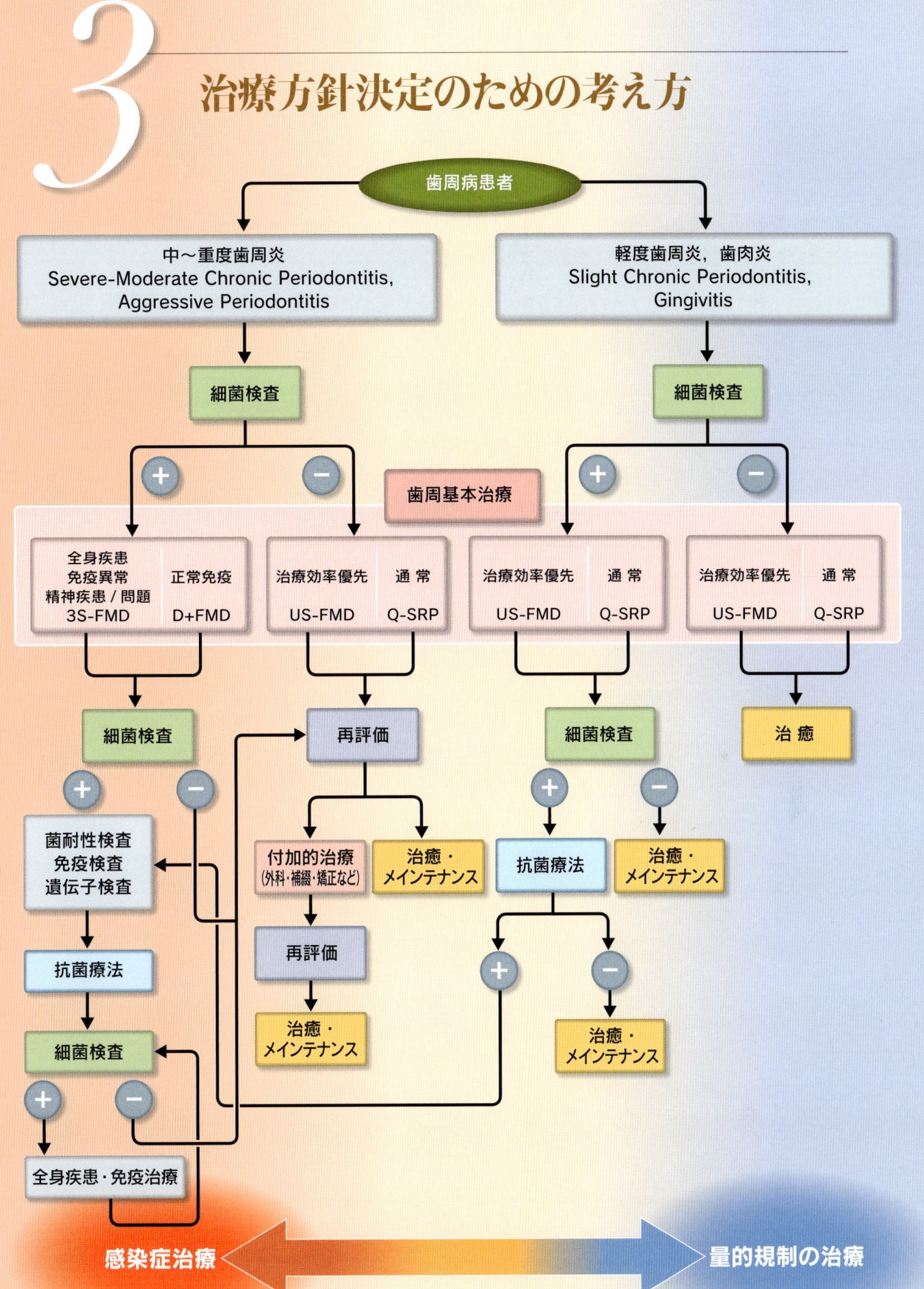

4 PDTとは

PDTとは，投与した光感受性物質（photosensitizer）に光照射して薬剤の光化学反応を引き起こし，組織細胞を選択的に傷害壊死させる方法である．歯科領域のPDTは，a-PDTと呼ばれ，以下の流れで行われる．

1─術者による歯肉縁上のプラーク除去

機械的に歯肉縁上のプラークを除去し，バイオフィルムを破壊する（**図1**）．

2─必要に応じて浸潤麻酔を行う

必要に応じて浸潤麻酔を行う．

3─術前プロービング

プロービングにより，歯周ポケットの形態，歯根面の状態や歯石の付着状況を把握する（**図2**）．

4─簡易防湿

唾液が混入すると，次のステップで歯周ポケット内に注入する光感受性薬剤が希釈されてしまい，効果が半減してしまう．そのため，防湿は重要なステップとなる（**図3, 4**）．

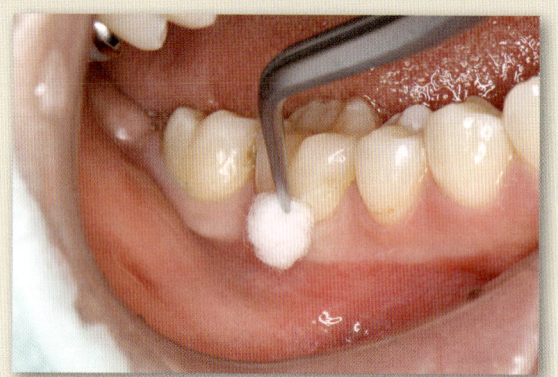
図1

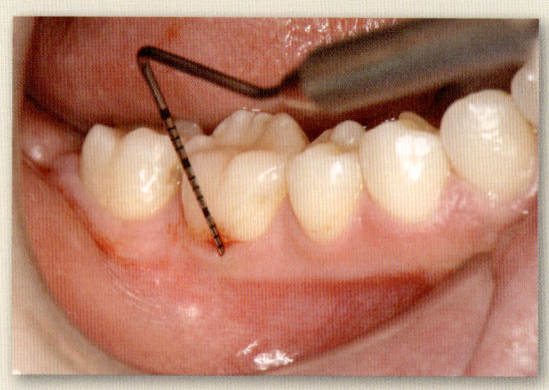
図2

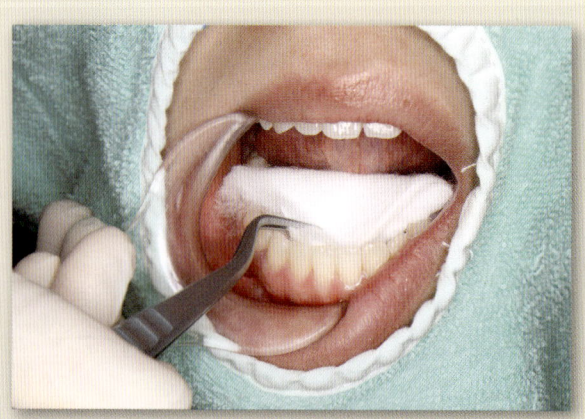
図3

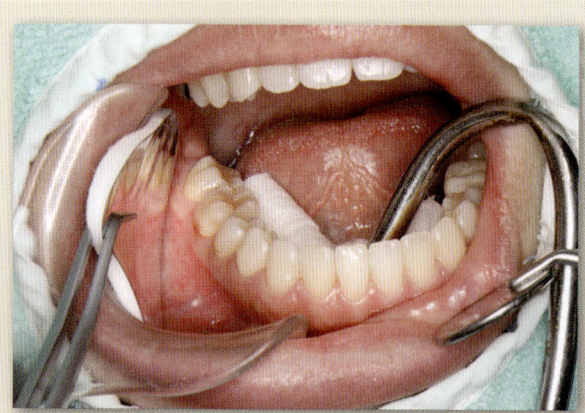
図4

5—光感受性薬剤(biogel)の注入

Periowaveシステムの場合には，0.01%メチレンブルー含有の光感受性薬剤(biogel)を歯周ポケット内に注入する．ジェルが歯周ポケットからわずかに溢れ出るくらいが適量である．

6—光照射

Periowaveシステムの場合には，ペリオライトを用いて1分間光照射を行う．ペリオライトの先端がポケット底部に到達するように挿入することがポイントである．a-PDTは光感受性薬剤と光が反応してはじめて効果を発揮するため，ジェルの量，ペリオライトの位置が臨床効果を大きく左右する．そのためにも，術前にしっかりと歯肉縁下の探知をしておくことが必要である．

7—SRP

通法どおり，ハンドキュレットや超音波スケーラーでSRPを行う

8—2回目のa-PDTを行う

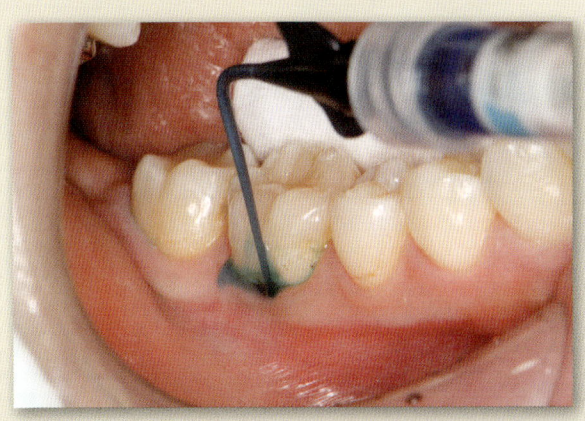

図5

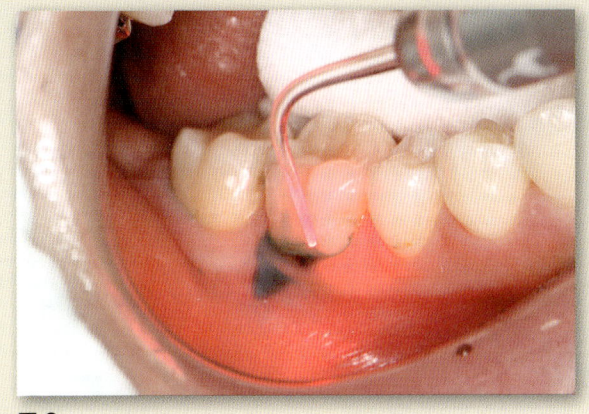

図6

5 本書で使用するおもなインスツルメント

❶ プローブ

各種プローブの特徴

- ❶ CP11　目盛幅　3-6-8-11
- ❷ CP12　目盛幅　3-6-9-12
- ❸ CP15　目盛幅　1mm間隔
- ❹ フィジックスプローブ：プローブ圧力を20gにコントロールできる
- ❺ 分岐部プローブ
- ❻ プラスチックプローブ：インプラントサルカスの診査に使用する

（FEED製品カタログより）

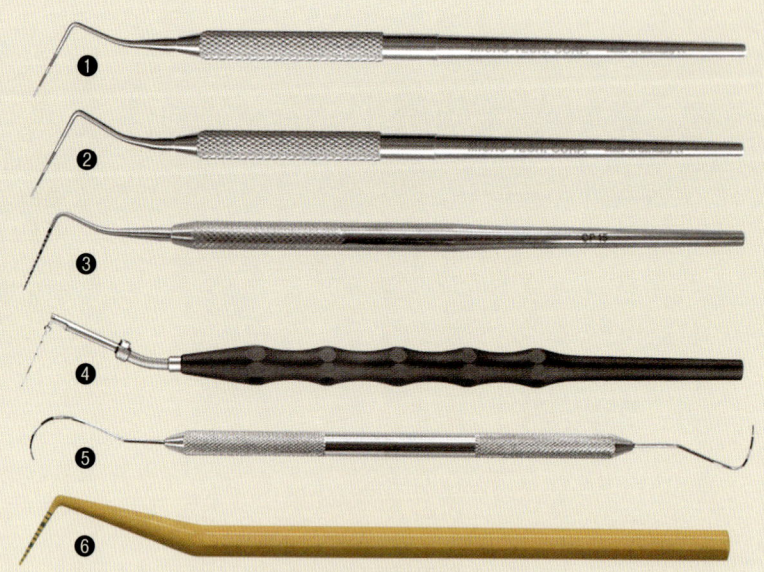

❷ スケーラー等

キュレット型スケーラーの特徴と選択の考え方

- ❶ ユニバーサルキュレット：両刃．シャンクに対して内面が90度でついている．全歯に使用可能
- ❷ グレーシーキュレット：片刃．シャンクに対して内面が70度でついている．番号により使用する部位が異なる

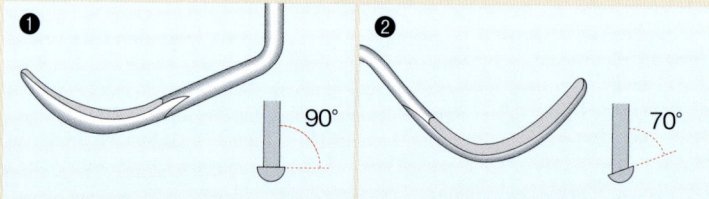

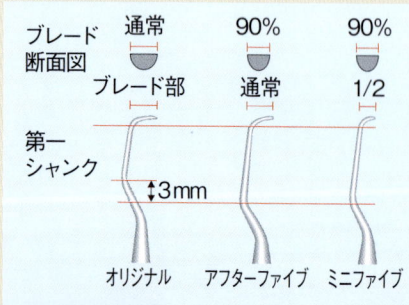

先端の形状の違い

アフターファイブ：「オリジナル」よりシャンクが3mm長い．深いポケットでの操作性に優れている．

ミニファイブ：「アフターファイブキュレット」と同じシャンクで，ブレードが3mm短い．狭いポケットや根分岐部での操作性に優れている．

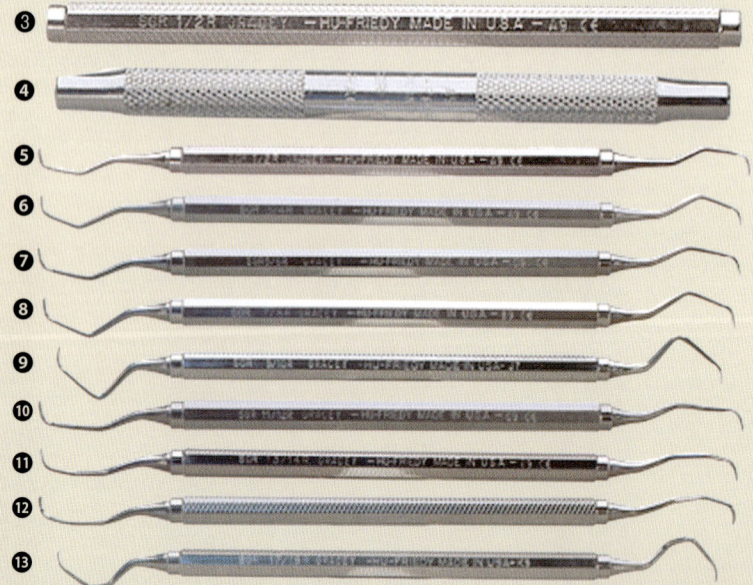

グレーシーキュレットと使用部位

❸ #2 ハンドル（八角形）　❹ #4 ハンドル（丸形）　❺ 1/2 前歯部　❻ 3/4 前歯部　❼ 5/6 前歯部・小臼歯　❽ 7/8 臼歯の頰側面・舌側面　❾ 9/10 臼歯の頰側面・舌側面，根分岐部　❿ 11/12 臼歯の近心面　⓫ 13/14 臼歯の遠心面　⓬ 15/16 臼歯（特に大臼歯）の近心面　⓭ 17/18 臼歯（特に大臼歯）の遠心面

（ヒューフレディ・ジャパン製品カタログより）

5 本書で使用するおもなインスツルメント

② スケーラー等（つづき）

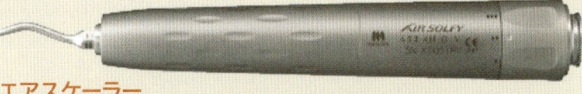

超音波スケーラー
多量の歯石を効果的に除去できるため，歯石除去時間を短縮できる．また，キャビテーション効果によって歯周ポケット内を洗浄することができる．取り扱いが簡便であるなど利点は多いが，ルートプレーニングには適さない

エアスケーラー
エアタービンのコネクタに接続し，圧搾空気によってハンドピースを振動させて歯石を除去する．超音波スケーラーと同様，多量の歯石を効果的に除去できるため，歯石除去時間を短縮できるが超音波スケーラーと比較すると除去効率が落ちる場合がある．また，ルートプレーニングには適さない．

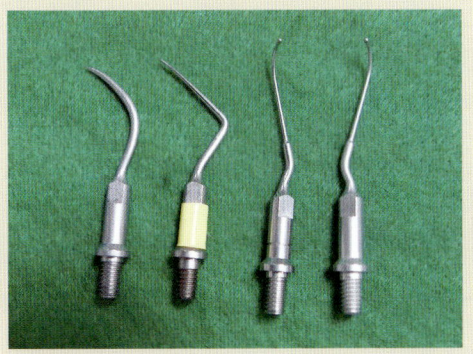

超音波スケーラーチップ
チップの形状にもさまざまなものがある．右の二つは分岐部用．

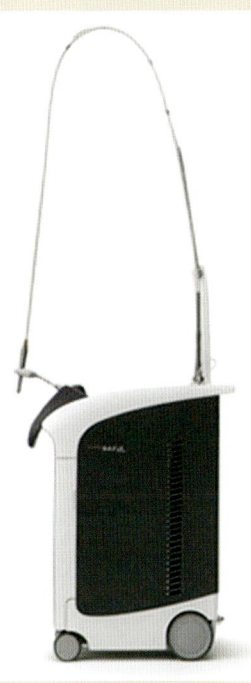 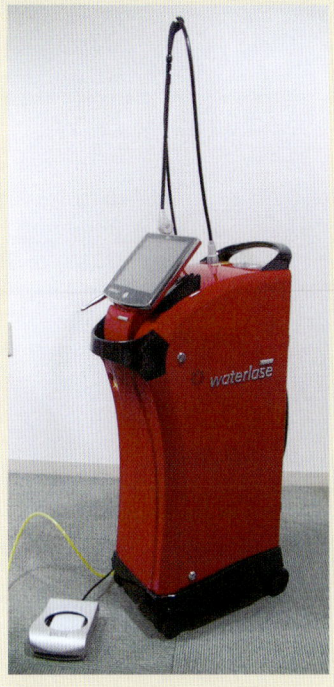

歯科用レーザー
左；Er：YAG レーザー
（モリタ社製品カタログより）
右；YSGGレーザー
歯科用レーザーで現在歯石の除去が行えるのはこの２種類である

③ 抗菌療法に用いる薬剤

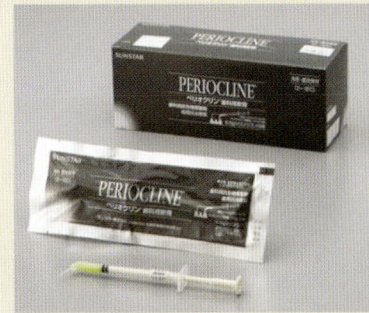 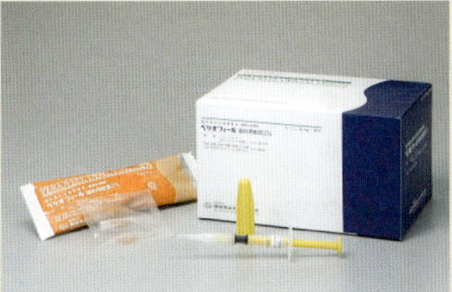 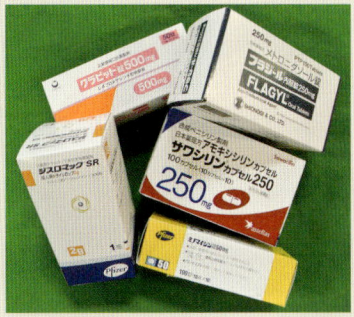

塩酸ミノサイクリン軟膏 局所の抗菌療法に使用．歯周ポケット内に注入する．
左：ペリオクリン（サンスター） 右：ペリオフィール（昭和薬品化工）

経口抗菌薬
検査に基づいた処方が必要である．

❹ 細菌検査キット　サンプリング法は各社共通. 検査後2週間前後で結果が手元に届く

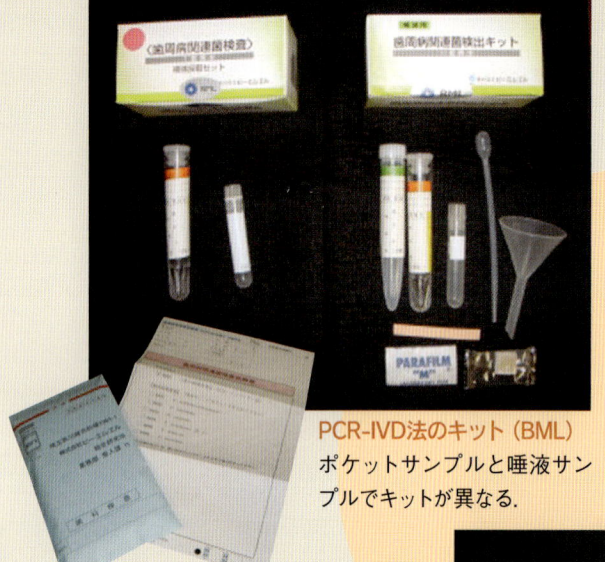

PCR-IVD法のキット（BML）
ポケットサンプルと唾液サンプルでキットが異なる.

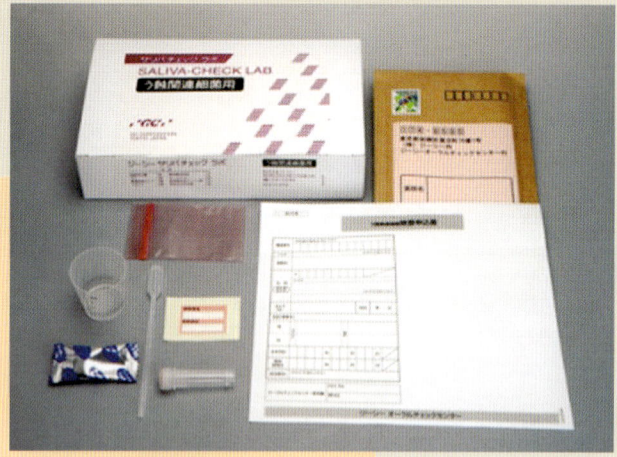

リアルタイムPCR法のキット2（ジーシー）

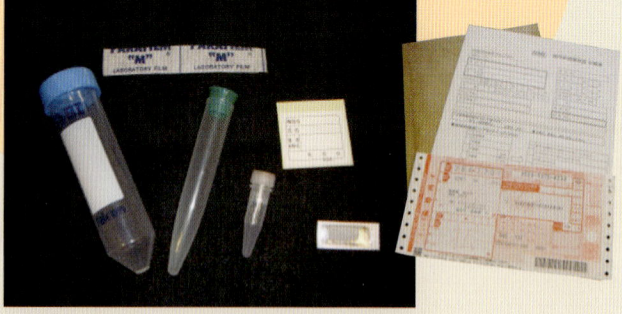

リアルタイムPCR法のキット1
（ミロクメディカルラボラトリー）

❺ 免疫検査キット

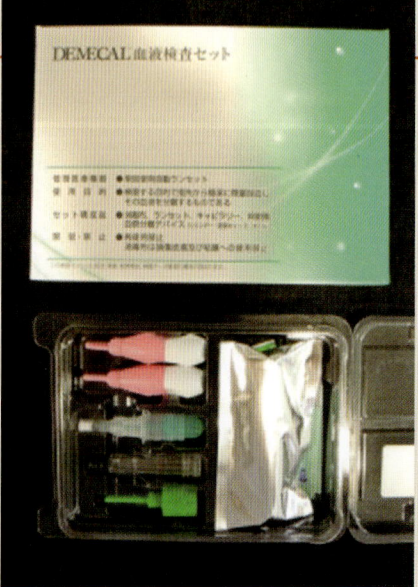

キットの一例（サンスター）
指尖血を採取し, 検査する. チェアサイドで採血, 血清分離までが数分で行える簡便なキットである. 血清を郵送し, 2週間前後で検査結果が手元に届く.

Chapter 1
歯周基本治療の重要性と歴史的背景

Concepts of Initial Preparation Based on New Evidences

1 歯周治療はどのように発展し、歯周基本治療という概念が構築されたのか

Chapter 1 — 歯周基本治療の重要性と歴史的背景

Initial Preparation Based on New Evidences

は じめに

テクノロジーの進歩とともに，現在，我々は歯周治療においてさまざまなオプションを手にすることができるようになった．再生療法など外科的な手技が広く注目を浴びているが，歯周病は細菌感染が原因で発症・進行する感染症であるということを忘れてはならない．感染源の除去をきちんと行うことが，その後の治療を成功へと導く鍵となる．この感染源の除去を一手に担うのが歯周治療の第一段階である歯周基本治療である．

1728年，近代歯科医学の父祖といわれパリ外科医会の会員であったPierre Fauchardは，『外科歯科医 Le Chirurgien Dentiste』を刊行し，それまで皆無であった歯科専門の教科書として絶大な評判を博した．そして1746年に刊行された第2版では，当時混沌としていた歯周疾患とその治療法について述べている．歯の清掃を怠ると歯の喪失を引き起こす慢性疾患に罹患するとし，口腔清掃の重要性を強調し，さらには壊血病とも深い関連性があるとの見解を示した．そして，その治療法としてスケーラー状の器具による歯石除去や鋭利な鋏を用いて余剰な歯肉の切除と処置後の麻布などによる歯周包帯について述べている．この頃より，歯周治療のなかに外科的要素が多分に含まれるようになっていった[1,2]．

その後，歯周治療の発展と進歩により，歯周病は治療，予防，メインテナンスという一連のプロセスが成立したが，その治療法が確立されるまでには多くの先人の努力があった．我々はこの先人の努力に敬意を表さなければならない．本稿では，どのような歴史的背景から，歯周基本治療という概念ができあがっていったのかを述べていく．

歯周基本治療の概念の誕生

1895年にWilhelm Conrad RöntgenがX線の発見を報告し，1904年にPriceの発案のもと，1907年にCieszynskiにより実際にデンタルX線二等分法が考案され，歯科の分野にもX線が応用されるようになった[3]．そしてその頃より，近年の歯周治療が徐々に確立され始めた[4]．

1930年，米国では『Journal of Periodontology』が創刊され[5]，歯周病に関する論文が世界中より寄せられるようになった．当時の歯周治療は外科処置に重点をおいたものが主流であり，歯周治療には歯肉整形や骨整形，骨切除といった外科的術

式が広く施術されていた[6~8]．しかし，歯周外科を行っても何年かすると歯周病が再発してしまうことが多く，臨床家の頭を悩ませていた．そのため，治療成果を探る疫学が必要とされた．1948年になると，SchourとMasslerによってPapillary Marginal Attached Index（PMA Index）が発表され，歯周病の疫学調査を可能にした最初の評価方法が誕生した[9]．その後，1956年にRusselが提唱した歯肉炎，歯周炎を診査記録する方法であるPeriodontal Index（PI）[9]，1963年にLöeとSilnessにより発表されたGingival Index（GI）[9]，1964年にGreeneとVermillionによって提唱されたOral Hygiene Index（OHI）[10]，1967年にRamfjordが提唱した歯周疾患歯数であるPeriodontal Disease Index（PDI）[11]などの疫学調査と臨床研究の結果，歯周病はプラークによる炎症性の病変であり，このプラークを除去することが歯周治療では重要であるという考え方が証明された．そして根面のプラーク，歯石を除去しプラークコントロールしやすい口腔内状態を整えるというInitial Preparation（初期治療）が外科処置に先行して行われるようになる[12]（図1）．これまで外科処置が先行していた歯周治療から，Initial Preparation後に必要に応じて外科処置を行い，その後メインテナンスに移行する治療の流れが一般的となった．これが現代の歯周基本治療の始まりである．

外科療法（切除療法）と非外科療法の比較

　Initial Preparationの概念が確立されるにつれ，再評価後に外科治療を行うのか，非外科治療で対応するのかという疫学研究が始まった．

　1968年にRamfjordらは，治療3年後の32名の歯周病患者について歯肉縁下掻爬群（非外科群）は深いポケットの除去後に付着の獲得があったが，Widman原法を用いたポケット除去群（外科群）では付着の喪失が起こったと報告している[13]．1977年に，同じく彼等はポケット除去，掻爬，改良型Widman手術の3種類の術式の予後を比較した[14]．いずれの方法も隣接面で最もよい改善を認めたが，術後3年を過ぎるとこれらは再発する傾向を認め，処置直後に認められた付着の獲得も経過とともに減少する傾向にあったと報告している．

　1979年にはKnowlesらが1年以上8年までの経過観察の報告を行った[15]．ポケットの深さにより，患者を軽度（1~3mm），中等度（4~6mm），重度（7~12mm）に分類し，ポケット深さと付着の変化を調べた．すべての外科術式で中等度は約2mm，重度は約4mmポケットを減少させた．ポケットが深いほどその減少も大きかった．深いポケットでは改良型Widman手術が他の方法よりも有意に良好な結果をもたらしたが，浅いポケットでは術後にポケットが深くなり，付着が低下し時間が経過しても修復されなかった．

　1980年代に入り，骨外科処置を含む外科処置と含まない外科療法，非外科療法との比

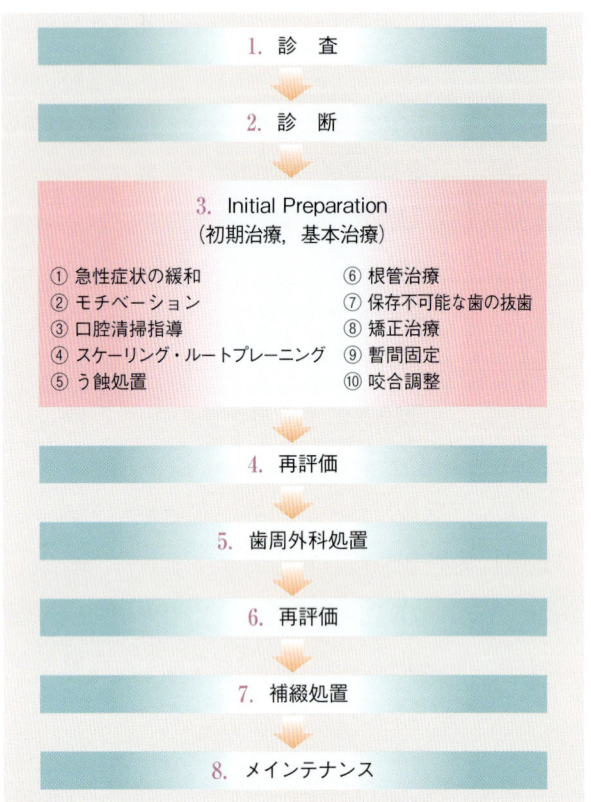

図1 歯周治療の流れ

較が報告されるようになった．Lindhe, Nyman は，ポケット除去療法のみでは歯肉の歯冠側への再増殖が起こり，後戻りが起こると報告しており[16]，おおむね深いポケットになるほど骨外科を伴う外科治療で改善が認められるが，浅いポケットでは付着の喪失が多くなる傾向にあった[17,18]．

歯周基本治療のはじまり

　Initial Preparation の概念が確立され，外科療法と非外科療法の治療効果について比較検討が長い間行われてきた．当時は，歯周外科を行っても経年的に後戻りする傾向にあるという報告が多かったが，これはおもな術式が全層弁によるポケット除去療法であり，付着の増大や骨レベルに対する配慮がなされていなかったからであると推察できる．これらをすべて考慮した骨外科処置を伴う部分層弁による歯肉弁移動術では，ポケット除去が確実に行え，長期に安定した経過をたどっていることが Kramer により報告された[19]．そして，付着歯肉のないところに遊離歯肉移植術など付着獲得療法を行うことによっても長期的な安定が得られる[20]．21世紀の現代，growth factor や骨補塡材，メンブレンなどのマテリアルが進化し，切除療法や付着獲得療法，さらに再生療法も我々の治療オプションとして加わるようになった．付着や骨に対する配慮が可能となり，外科処置の流れや得られる臨床効果も変化している．

　炎症性疾患である歯周病を治療するにあたり，外科の術式を考慮に入れることも重要であるが，最も重要なことは炎症の原因をきちんと除去したうえで，失われた機能や審美性の回復をはかることである．歯周治療には，①原因除去，②環境整備，③機能回復，④メ

インテナンスの四つステップがあるが，この第一段階の原因除去が，Initial Preparation にあたる．そして環境整備，機能回復，審美的回復は外科処置，非外科処置，補綴治療，矯正治療などで行うことが一般的である．昨今の歯周治療はトップダウントリートメントが主流になっているが，審美的，機能的回復をはかるためには，きちんと炎症がコントロールできていることが大前提である．つまり，原因除去のための Initial Preparation は，その後に続く治療ステップの成功の鍵を握る大切な段階である．

わが国における歯周基本治療のはじまり

わが国では1957年に日本歯槽膿漏学会（現日本歯周病学会）が設立され，1958年には東京医科歯科大学，日本大学歯学部においてわが国ではじめて歯周病学教室が設立され，歯周治療が本格的に行われるようになっていった．1960年には石川純，大河原紳治によってわが国で初めて口腔清掃指導が行われ，翌1961年にそれまで鎌型，鍬形，ヤスリ型，ノミ型のみしか存在していなかったわが国のスケーラーのラインナップに初めてキュレットタイプが加わり，近代的な歯周治療の幕開けとなった[22]．そして，1970年頃には現行の歯周治療がわが国の歯学教育に本格的に取り入れられていく．正常な治癒力を有していれば，プラークコントロールを徹底し，歯冠部，歯根面のスケーリング・ルートプレーニングを徹底して行えば炎症は消退し，歯周組織の安定化が可能であるという歯周基本治療の考え方が定着し，「歯槽膿漏の歯は抜くもの」という考え方から大きく変化を遂げたのである[23]．

なお，かつて歯周基本治療はわが国でも初期治療と呼ばれていたが，1996年の日本歯科医学会の「歯周病の診断と治療のガイドライン」で，初期治療は一連の歯周治療すべての期間を通じて行われるものであることから，歯周基本治療に名称が変更されている．

まとめ

時代の流れとともに，CT，細菌検査や免疫検査などの検査法の発展により，歯周病の診査方法は変化を遂げてきた．そしてGTR法やエムドゲインなどのgrowth factorが研究・開発され，歯周外科の適応や術式も変化している．しかし忘れてはならないのは，歯周治療の基本は①原因除去，②環境整備，③機能回復，④メインテナンスの四つのステップであり，どの段階を省いても治療の成功は見込めないということである．原因除去のための歯周基本治療は，歯周治療の根幹といっても過言ではない．かつての歯周基本治療はデブライドメントがおもな手法であったが，経口抗菌療法やフルマウスディスインフェクション，photodynamic therapyなどの新しい治療法により，その様相を少しずつ変化させている．本書では，こうした歯周基本治療の新しい概念と治療法について触れていく．

Chapter 1—歯周治療の重要性と歴史的背景

Initial Preparation Based on New Evidences

2 現在の歯周治療の流れ

はじめに――歯周治療の流れを知ることの重要性

インプラント治療は特にそうであるが，歯周治療を後まわしにして欠損部にとりあえず補綴を行い，あとで歯周治療を行うという方法では，原因除去（感染源の除去）ができていないため，インプラント周囲炎を発症させてしまうなどのトラブルを起こす可能性がある．歯周治療はゴールを見据えたうえで治療を進めることが重要である．その最も大事な原因除去療法が，歯周基本治療である．

歯周治療の大きな流れ

歯周治療の流れを表1に記す．歯周治療の基本的な流れに沿って治療することが重要であり，細菌検査・抗菌療法・FMD・a-PDTといった新しい検査や治療は，まず歯周治療の基本を十分知ってから応用すべきである．

応急処置

急性膿瘍に対しては以下のステップで対応する．

1. ポケットから排膿路を確保し，膿瘍の内圧を下げることで疼痛を和らげる．ポケットから排膿できないときは，膿瘍を切開する．
2. ポケット内の歯石やプラークをスケーラーなどで除去し，よく洗浄する．ただし，宿主の感染防御機構が低下していると，骨膜や骨髄を経て骨に隣接する軟組織に拡大，波及することがあるので，免疫力の低下している時期はなるべく組織を傷つけないよう留意する．
3. 除去しきれない細菌に対しては，抗菌薬のポケット内投与が有効である．徐放性薬剤を用いたlocal drug delivery system（LDDS）は組織に直接抗菌薬が到達するため効果が迅速であり，また全身への影響も少ないことから利便性が高い．

表1　歯周治療の流れ

1. 応急処置
2. 各種検査
3. 診断
4. 原因除去療法：口腔清掃指導，SRPなど
5. 歯周組織環境整備：歯周外科，咬合治療，歯列矯正，補綴などの機能的治療
6. メインテナンス

4．歯の動揺や挺出が顕著な場合は，咬合調整や暫間固定を行う．
5．必要に応じた抗菌薬の全身投与．
　①患者が全身疾患を有しており術前投薬が必要な場合，あるいは②感染炎症部位が局所に限局せず広範囲に広がっている場合を除き，抗菌薬の全身投与を必要としないという意見がある．それに対し，十分な排膿路が確保できない広範な放散性の腫脹，あるいは強度の疼痛や発熱を有する場合には抗菌薬の全身投与を推奨する意見もある．したがって，全身疾患や健康状態に問題がないときは，①排膿路を確保，②根面のデブライドメントと洗浄，③LDDS，④咬合調整や暫間固定の四つのステップで，急性膿瘍に対応できる場合が多い．抗菌薬を全身投与する際，その後の治療でPCRによる細菌検査をする予定であれば，処方する前に細菌検査をしておくほうがよい．抗菌薬の処方後数か月は，PCRによって細菌検査をしても，細菌が正確に検出されないからである．
6．保存不可能な歯の抜歯．
　明らかに保存が不可能であり，疼痛や腫脹で患者の心身に著しい障害をきたしている場合は抜歯を行う．

診断

"病気を治すための治療法はいろいろあるが，正しい診断は一つである（There may be different ways of treating a disease, but there can be but one correct diagnosis.）."

Morton Amsterdam先生の有名な言葉である．歯周病の治療は，治療の術式について議論されがちだが，正しい診断がなければ治療の成功も難しい．そして，その正しい診断のためには，必要な検査を正確にする必要がある．治療法はいろいろあるが診断は一つであり，ある歯科医師ができる技量に基づく診断ではなく，その患者，症例に対してどのような治療が必要であるかを診断し，最初からゴールを見据えた治療をする．自分が行えない治療はより技量の高い歯科医師に紹介すべきである．

1─歯周病の検査

1）オレリー（O'Leary）のプラークコントロールレコード（Plaque Control Record；PCR）

1972年にO'Leary，DrankeとNaylorが開発したもので，ブラッシング指導に用いられる．開発者であるO'Learyは目標値を10％以下としたが，数値にばかりとらわれず，どの部位が染色されたかということも重要であり，各患者の歯周病が進行している部位の染色の有無にも注意が必要である．

2）根分岐部（furcation）病変の有無

水平的に分類したLindheとNymanの分類（1975年）がよく用いられ，1度から3度まである．1度は分岐部にプローブは入るが，歯冠幅の1/3以内．2度は歯冠幅の1/3を超えるが，貫通しない．3度は分岐部が貫通する．

3）プロービングポケットデプス（Probing Pocket Depth）

プローブ挿入時の歯肉辺縁からプローブ先端部までの距離をいう．ポケットデプス（pocket depth）とは，歯肉辺縁から最根尖部の接合上皮までを指す．歯肉に炎症が起き，重度になるにつれ，炎症性細胞が浸潤し，コラーゲン線維が喪失，接合上皮はポケット上皮に変形し，最根尖部のみに接合上皮が存在するようになる．歯間部のポケットは，頰側，口蓋側，舌側に比べ深い傾向にある．

4）BOP（Bleeding On Probing）

プロービング時の出血は，歯周病の活動性の大きさを反映する．炎症がポケット内壁にある場合，周囲の上皮組織や結合組織が破壊されるため，プロービングにより容易に毛細血管が損傷して出血する．ただし喫煙者の場合，炎症が表面化せず，BOPは縮小傾向を示すので注意する．

5）X線

歯周疾患は硬組織の疾患であるため，歯周病の進行状況や，齲蝕，根尖病変の状態等，治療計画を立案するうえで，最も重要な資料の一つである．デンタル，パノラマなどを適切に選択する．また，必要に応じてCTなども利用する．

2 — 診断名

プラーク性と非プラーク性の歯周疾患があるが，本書ではプラーク性の歯周疾患のみを示し，それ以外は成書に譲る．

1）プラーク性歯肉炎[1]（図1, 2）

1999年の米国歯周病学会の分類において定義された疾患名．

歯肉辺縁に存在する細菌群（プラーク）により発症する歯肉の炎症．臨床所見は歯肉の発赤，浮腫，出血，疼痛，腫脹などがある．しかし，X線所見や臨床的アタッチメントレベルにおいて，支持組織の喪失はない．病理組織学的所見では，接合上皮の根尖側あるいは側方への増殖，接合上皮付近の毛細血管の拡張，コラーゲン線維の破壊および炎症細胞浸潤などがあげられる．

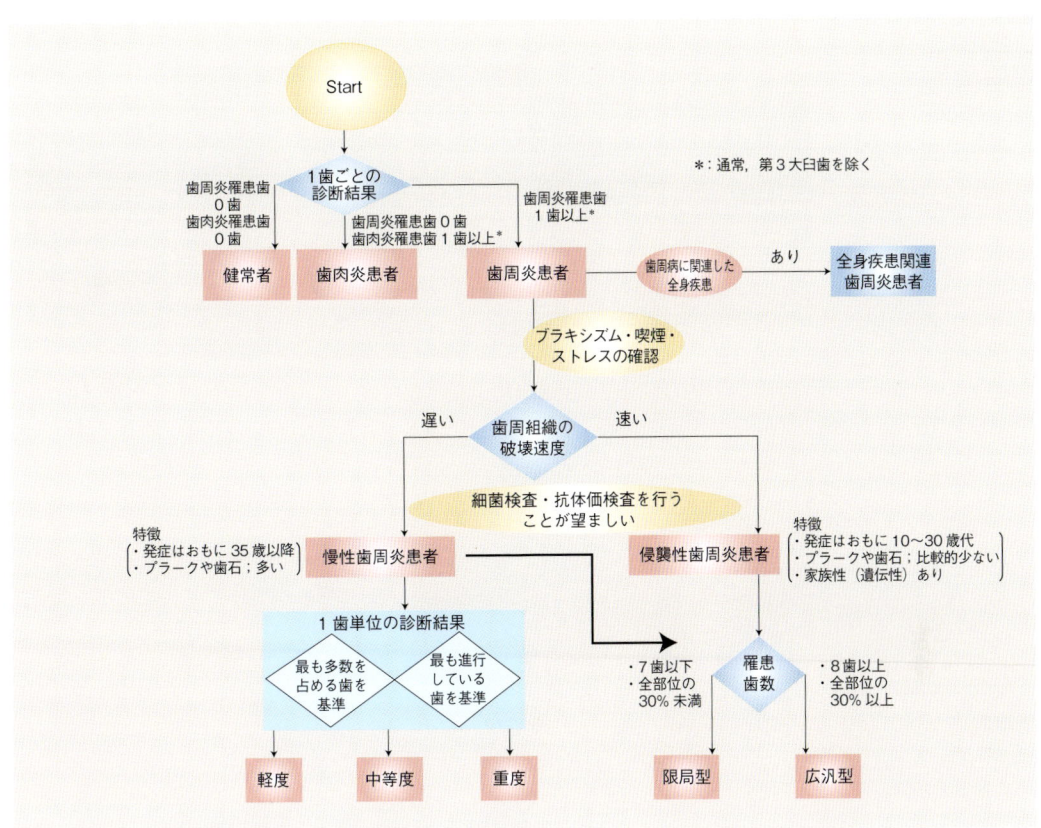

図1 歯肉炎，歯周炎の個人レベルの診断（日本歯周病学会編「歯周病の検査・診断・治療計画の指針」[2]）

2) 慢性歯周炎[1]（図1, 3）

1999年の米国歯周病学会の分類において定義された疾患名．

歯周病原細菌により生じる，アタッチメントロスおよび歯槽骨吸収を伴う慢性炎症性の疾患．以前は成人性歯周炎と呼ばれ，発症時期は35歳以後であることが多い．症状としては，歯周ポケットを形成し，排膿，出血，歯槽骨吸収，歯の動揺を認める．慢性に経過するが，宿主側の組織抵抗力が低下したときに急性化する．

3) 侵襲性歯周炎[1]（図1, 4）

1999年の米国歯周病学会の分類において定義された疾患名．

歯周炎を除き全身的には健康であるが，急速な歯周組織破壊（歯槽骨吸収，アタッチメントロス）と家族内発現を特徴とする歯周炎．また，一般的にはプラーク付着量は少なく，10〜30歳代で発症することが多い．*Aggregatibacter actinomycetemcomitans* の存在比率が高い，生体防御機能，免疫応答の異常が認められるなどの二次的な特徴がある．ただしアジア人の場合，*Porphyromonas gingivalis* が多いとも報告されている．

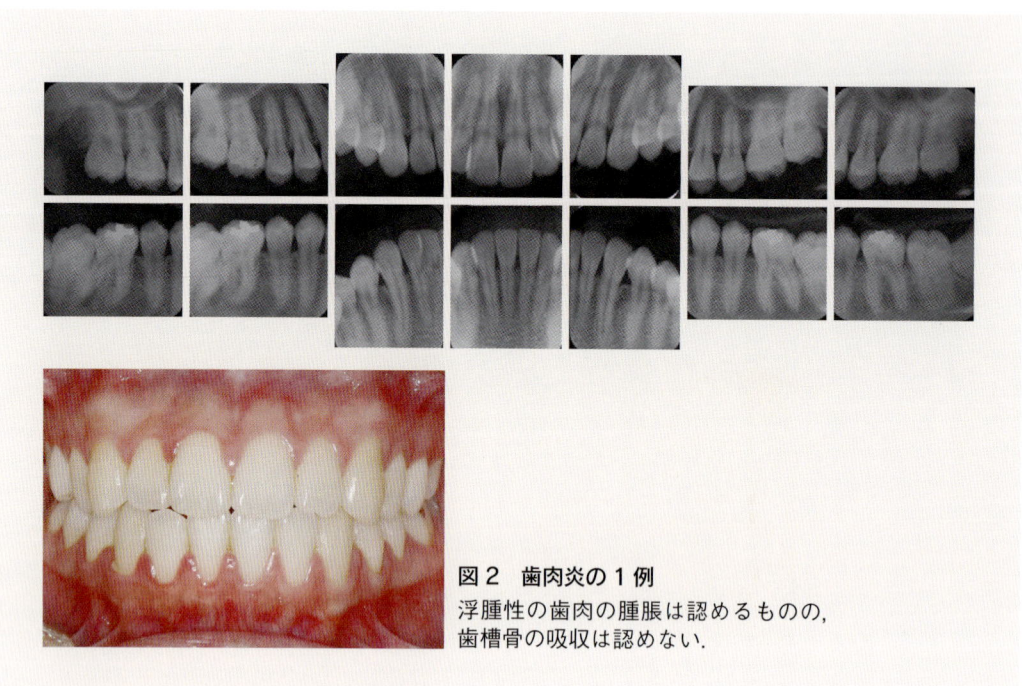

図2　歯肉炎の1例
浮腫性の歯肉の腫脹は認めるものの，歯槽骨の吸収は認めない．

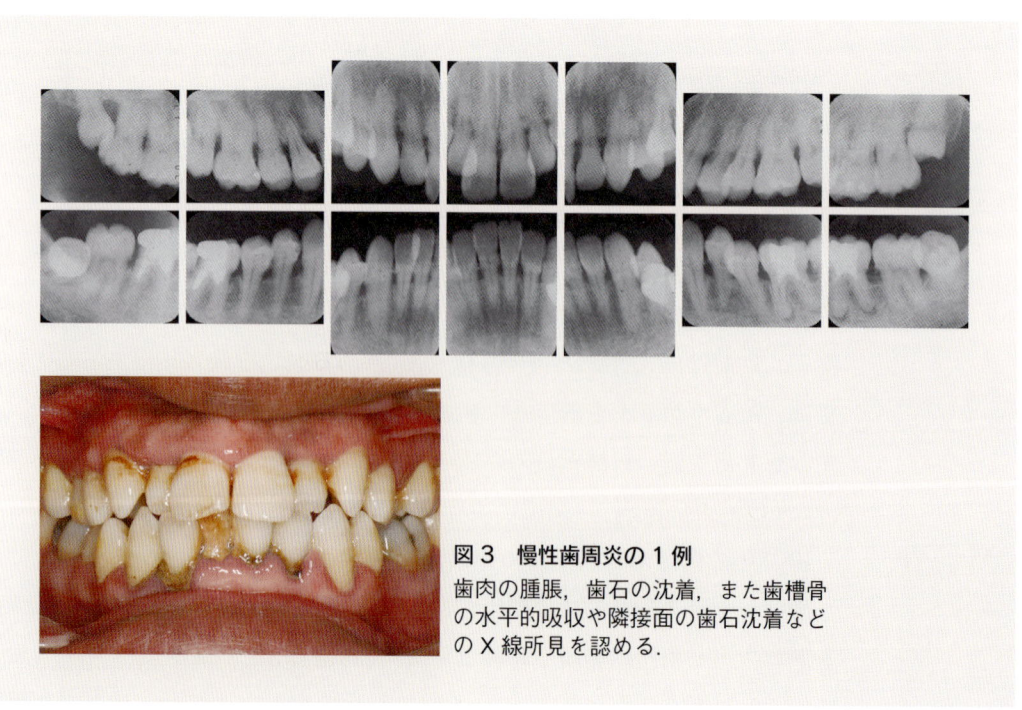

図3　慢性歯周炎の1例
歯肉の腫脹，歯石の沈着，また歯槽骨の水平的吸収や隣接面の歯石沈着などのX線所見を認める．

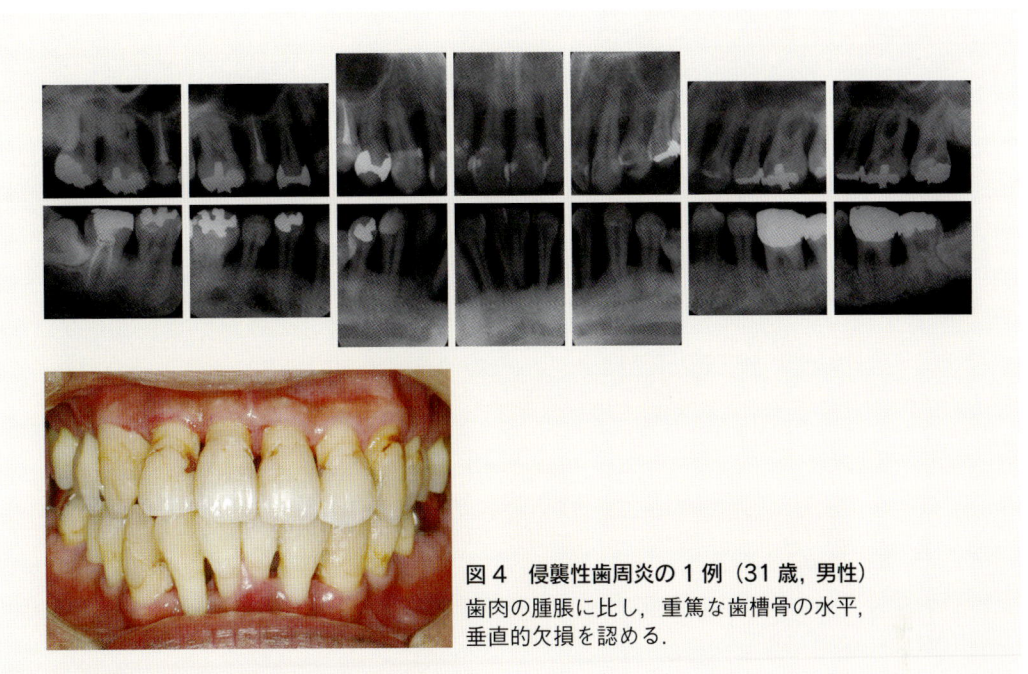

図4 侵襲性歯周炎の1例(31歳,男性)
歯肉の腫脹に比し,重篤な歯槽骨の水平,垂直的欠損を認める.

3—治療計画の立案

　前述の歯周治療の流れの項で述べたステップを踏んだうえで治療計画を立案し,これに沿った治療をしなければならない.特に中等度以上の歯周病に対して,駄目になるまで残す,あるいは痛くなったら治療するといったような,ゴールを見据えていない治療は行ってはならない.初期から中等度では歯列の確保と回復,重度で咬合支持域が少ない場合などには,早期抜歯による歯槽骨の維持に努めるべきである.

4—歯肉の位置,性状,付着様式の評価と診断

　従来の治療は骨レベルとプロービング値,動揺度などがおもなパラメーターとして治療されてきたが,今日では,歯肉の厚みなどを考慮しないと,治療が進んでから歯間乳頭の喪失やリセッションを起こすことで審美の問題をきたし,患者とトラブルになることがあるので,治療開始前に歯肉の位置,性状,付着様式の評価と診断をしておくことも重要である.たとえば,根面被覆をする際の診断にMillerの分類[3]がよく利用される(図5).また,歯肉退縮のリスク度を分類したMaynardの分類[4](表2)や,歯肉の性状の評価にバイオタイプの分類[5](図6)を熟知してから診断および治療を行うことも重要である.

1）咬合性外傷（図7）

咬合力によって生じる歯周組織の傷害であり，一次性と二次性に分類される．

① 一次性咬合性外傷

過度な咬合力により外傷が生じたもの．

② 二次性咬合性外傷

歯周炎の進行により支持歯槽骨が減少して咬合負担能力が低下した歯に生じる外傷であり，生理的な咬合力によっても引き起こされる．歯の動揺とX線写真における歯根膜腔の拡大が重要な所見である．全顎的な歯周病の患者に過度の咬合力が加わると，咬合崩壊を起こす（図8）．

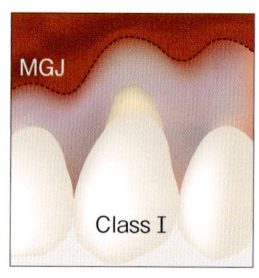 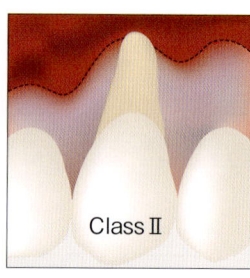 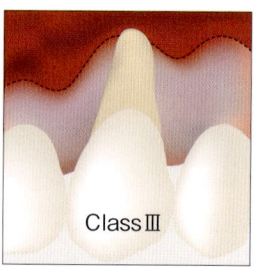 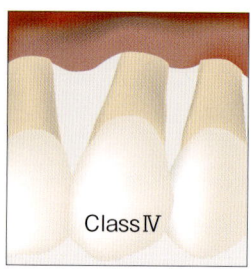

図5　Millerの歯肉退縮の分類法（1985年）
退縮した辺縁軟組織の位置が，MGJを超えているかいないか，両隣接部の，歯冠乳頭部の軟組織，もしくは骨の喪失によって分類される．

クラス1　歯肉退縮がMGJまで達しておらず，歯間部の骨・軟組織の喪失がない．
　　　　→完全な根面被覆が可能
クラス2　歯肉退縮がMGJに達しているが，歯間部の骨，軟組織の喪失がない．
　　　　→完全な根面被覆が可能
クラス3　歯肉退縮がMGJに達し，歯間部の骨，軟組織の位置は低いが，退縮した辺縁歯肉のレベルまで達していない．→部分的な根面被覆は期待できる．
クラス4　歯肉退縮がMGJに達し，歯間部の骨の位置が退縮した辺縁歯肉のレベルまで達している．
　　　　→根面被覆は期待できない．

表2　Maynardの分類（1980年）

歯槽骨	厚い	厚い	薄い	薄い
角化歯肉	十分	少ない	十分	少ない
歯肉退縮	起こりにくい	起こりにくい	起こりにくい	起こりやすい

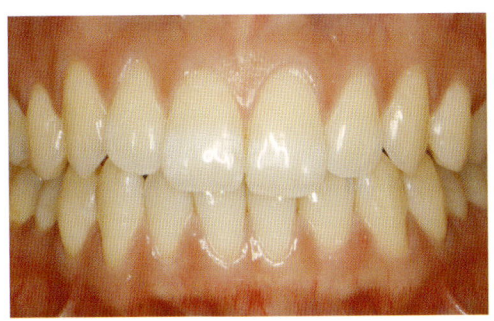
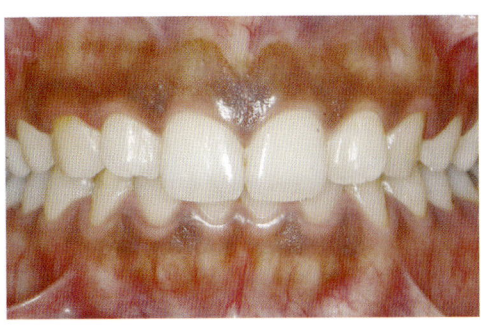

thin-scalloped		thick-flat
scalloped	歯肉の形態	flat
薄い	歯肉と骨の厚さ	厚い
少ない	角化歯肉の幅	多い
taper	歯根形態	parallel
高い	コンタクトポイント	低い
三角形	歯牙形態	四角形
歯肉退縮しやすい	問題点	深いポケットを形成しやすい

図6　歯肉性状のバイオタイプ分類

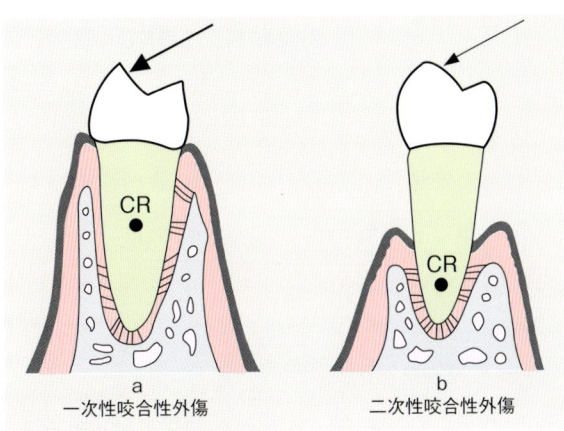

図7　咬合性外傷の概念図
CR：回転中心

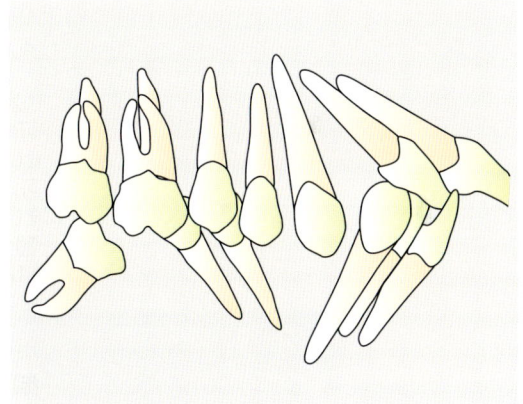

図8　咬合崩壊を起こした歯列

2―現在の歯周治療の流れ　13

Stage1　原因除去療法（歯周基本治療）

1 ― 治療計画の説明と治療の導入

　歯周治療の成否は，患者のプラークコントロールの良否にかかっているといっても過言ではない．したがって，治療開始前にいかに患者の口腔清掃に対するモチベーションを高め維持するかが重要である．そのために必要なステップを以下に述べる．

1）主訴の解決

　まず，何を主訴に来院したのかを理解し，患者が最も満足するかたちで主訴を解決しなければならない．特に，疼痛に対しての管理は重要であり，治療の内容だけでなく，想定されるあらゆる可能性について話しておくことが重要である．また，審美や咬合などは，応急処置は可能であっても早期の主訴の解決は不可能なことが多い．それらについても，治療前に同意を得ておくことが重要である．

2）カウンセリング

　カウンセリングの目的は，「患者に治るという希望を与えること」と，「治す主役は患者であり，患者が自分は何をすればよいのか，医院は何をしてくれるのかを理解してもらうこと」である．歯周病の成り立ち，X線や歯周組織検査の所見，治療計画などについて説明し，次のステップであるブラッシング指導に移る．また，メインテナンスの重要性についても説明しておきたい．ただし，一度に多くの情報を与えても患者のモチベーションは維持できないので，来院のたびにプラークコントロール状態を良好に保つためにもラポールを形成するよう努めたい．

2 ― 口腔清掃指導

　歯周病が発症しやすい歯間部を中心に，プラーク染色液などを利用して，指導する（p.24参照）．

3 ― 不適合充填物や補綴物の修正とプロビジョナルレストレーションの装着

　プラークコントロールにより歯肉の発赤や腫脹が軽減したら，歯肉縁上のプラークコントロールの妨げになるような不良充填物は早めに治療する．ただし，歯肉縁下にカリエスがある場合は外科治療が終了するまでプロビジョナルレストレーションにしておく．また，不良なクラウンやブリッジもプロビジョナルレストレーションに変えておく．

4 ─ スケーリング・ルートプレーニング（SRP）

患者自身でプラークコントロールができるようになり，歯肉の炎症や腫脹が軽減してきたら，SRPを開始する．

5 ─ 暫間固定と咬合調整

初期治療中の動揺に対しては咬合調整で対応し，暫間固定はできるだけ避けるべきである．治癒の過程で歯は自然挺出したり，移動したりするからである．ただし，極度の動揺で疼痛がある場合や，食事ができないなど，日常生活に支障をきたす場合は暫間固定が必要である．また，再生療法や，矯正後の保定時にも暫間固定が必要である．①接着性レジンを使用する方法，②ワイヤーを歯に接着する方法，③補綴や，連結のインレーで固定する方法などがある．後に述べる再生療法の際はワイヤーや暫間補綴での固定は必須である．

6 ─ その他

1）歯内療法

歯内-歯周病変の場合は急性の歯周炎を除いて，まず歯内療法を優先的に行う．歯周組織の破壊が，根管内の細菌由来であれば，SRPなどで根面を傷つけてしまうと付着を破壊してしまう可能性があるためである．また，外科治療を予定している歯が失活歯であれば，破折や歯肉縁下に及ぶカリエスがないか確認するためにも，歯周基本治療中に歯内療法をしておくべきである．

2）異常習癖の除去

口呼吸は，口腔乾燥を招いて自浄性を低下させ，特に前歯部の歯周病を増悪させることがある．①鼻疾患によるもの，②上顎前突など，歯列不正で閉口ができないもの，③鼻疾患も歯列不正もなく単なる習慣性のもの，がある．それぞれ，①耳鼻科への紹介，②矯正，③閉口訓練で対応する．

Stage2　歯周組織環境整備；歯周外科

歯周外科を行うには，歯周基本治療，特にプラークコントロールが十分に行われており，かつ術後も継続的に行われることが大切である．プラークコントロールが不十分な場合は，歯周外科を行うべきではない．

1 ─ 切除療法

歯肉切除療法，歯肉弁根尖側移動術（図9）がある．

2 ― 組織付着療法

アクセスフラップ手術，ウイドマン改良フラップ手術がある．

3 ― 歯周組織再生療法 (表3)

骨移植術（図10），GTR法（組織再生誘導法）（図11），エナメルマトリックスタンパク質を応用した方法（図12），多血小板血漿（PRP）を応用した方法などがある．

4 ― 歯周形成外科

小帯切除術，歯肉弁側方移動術，歯肉弁歯冠側移動術（図13），歯肉弁根尖側移動術，遊離歯肉移植術（図14），結合組織移植術などがある．

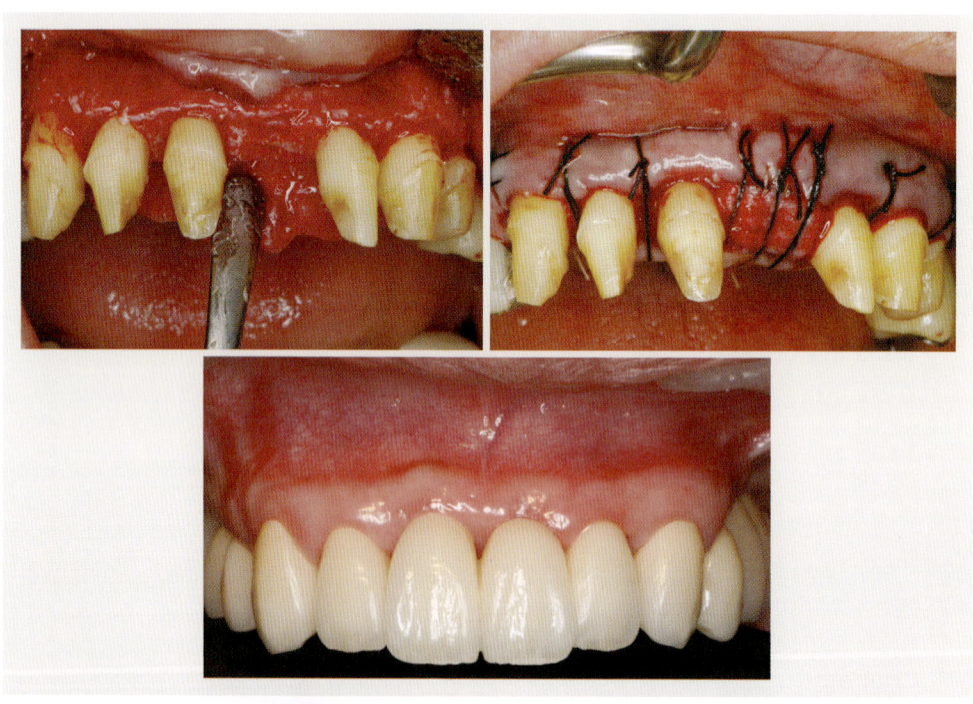

図9　骨切除を伴う歯肉弁根尖側移動術の1例
歯冠長延長術を施術し，歯肉を根尖側に位置づけた．

表3　再生療法を成功に導くための条件

1. 患者選択
2. 骨欠損の形態と部位
3. 軟組織の取扱い
4. 材料
5. 技術
6. 術後の管理，固定

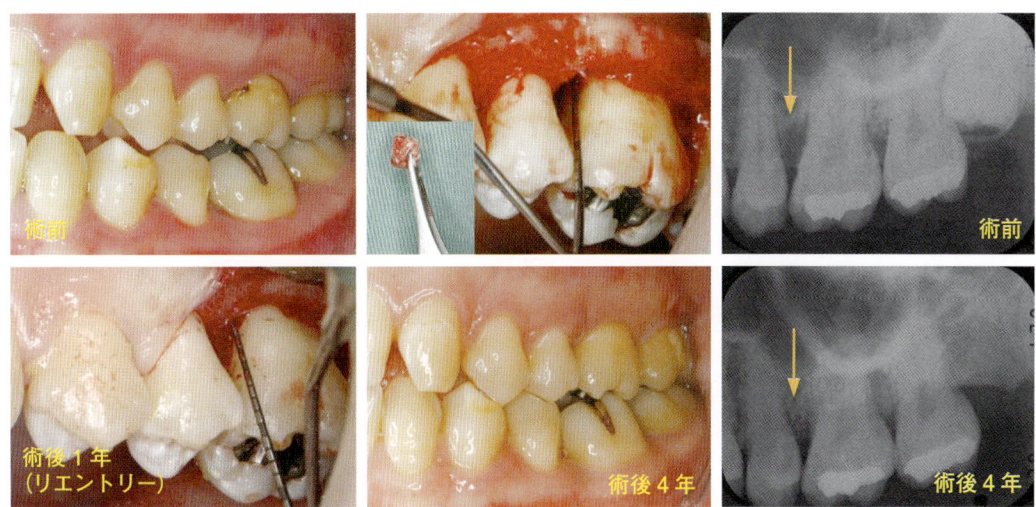

図10 骨移植の1例
リエントリー時に骨様組織で欠損部が埋まっていた．
術後のX線では欠損部の不透過性が亢進している．

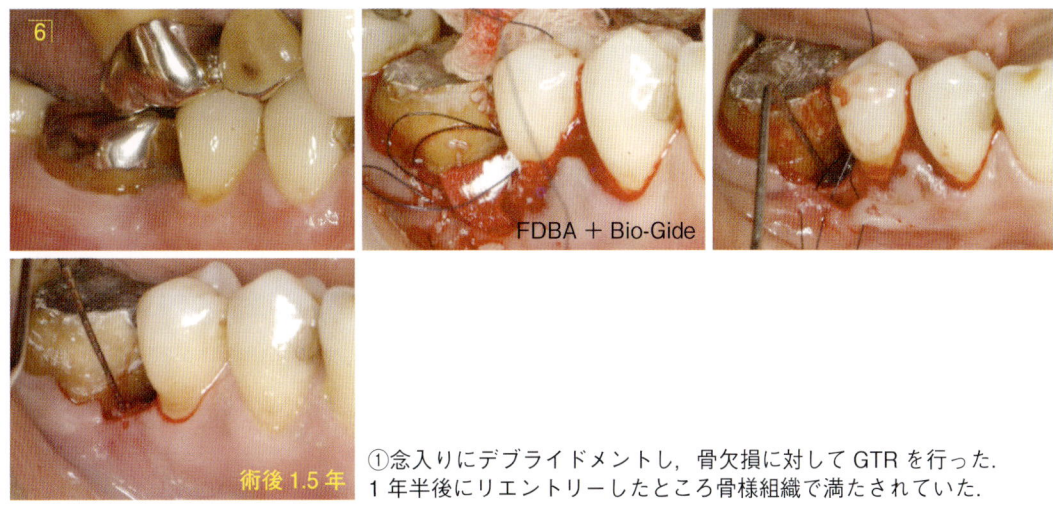

①念入りにデブライドメントし，骨欠損に対してGTRを行った．
1年半後にリエントリーしたところ骨様組織で満たされていた．

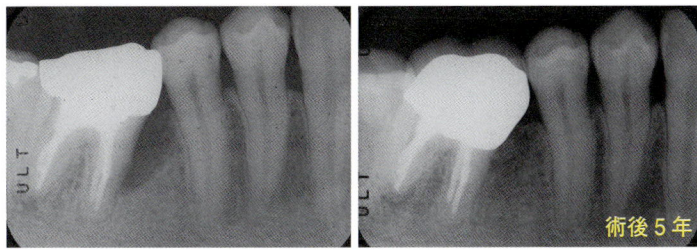

②骨欠損部の不透過性が亢進した．
図11 GTRの1例

2—現在の歯周治療の流れ

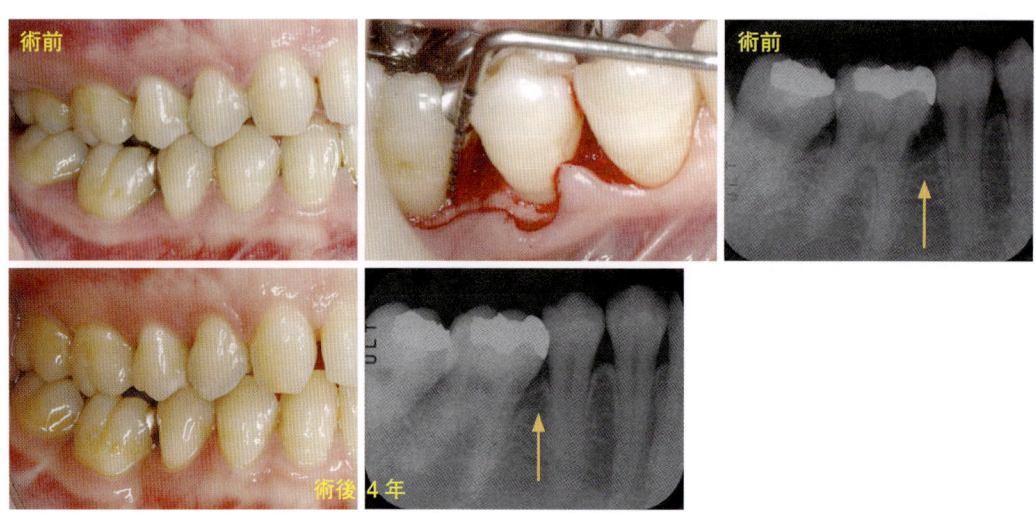

図 12 エムドゲインの 1 例
術前および術中の写真．6⏌の近心に骨欠損が認められる．
術後の X 線では欠損部の不透過性が亢進している．

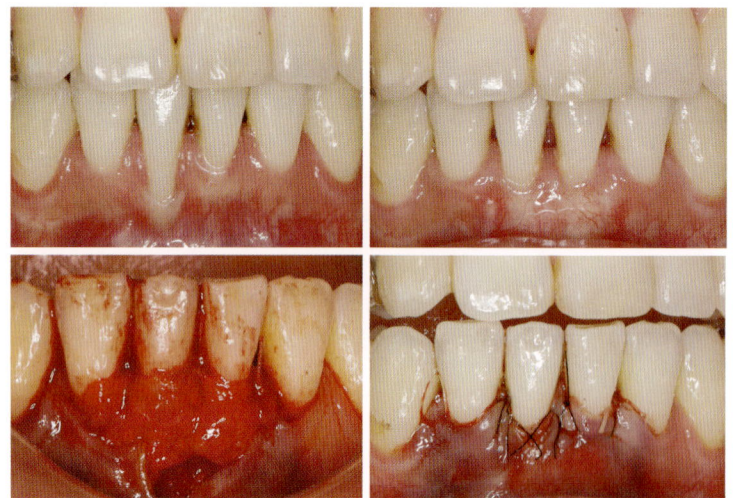

図 13 歯肉弁歯冠側移動術の 1 例
結合組織を入れて，歯冠側にフラップを位置づけた．

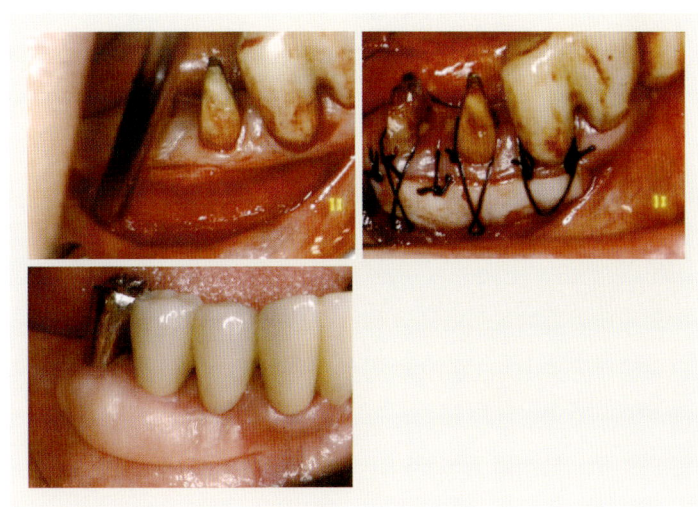

図14　口腔前庭拡張術と遊離歯肉移植術の症例

Stage3　機能回復療法；補綴，咬合治療

1――連結

　一次性咬合性外傷による歯の動揺は咬合調整により改善するが，歯周治療により歯周組織が安定しても，二次性咬合性外傷により歯が動揺しているときは，連結が必要になる．

　プロビジョナルレストレーションにより，咬合調整をしても動揺がおさまらないときは，連結して動揺がなくなるか確認する．それでも動揺があれば，さらに隣在歯に連結を延ばして，最終補綴の設計を決定する．

2――プロビジョナルレストレーション

　最終補綴の設計は，プロビジョナルレストレーションにかかっている．補綴物のカントゥアや審美的な形態などを，プロビジョナルレストレーションで決定することで，最終補綴が製作しやすくなる．

　プロビジョナルレストレーションの調整で注意する点は，基本的にもともとの顎位を変化させないということである．歯周治療は1年以上かかることが多いので，即時重合レジンによるプロビジョナルレストレーションでは，摩耗して顎位が変化してしまうことがある．そのような場合は，一部メタルを使用するなどの工夫が必要である．

　また，顎関節や咀嚼筋などに異常がみられる場合は，バイトプレートで，その症状が改

善するか試してみる．もし改善するようであれば，プロビジョナルレストレーションで顎位を模索する．咬合様式はミューチュアリー・プロテクティド・アーティキュレーション（mutually protected articulation）が最も理想的な咬合の一つといわれており，前方運動，側方運動時に臼歯部が干渉しないようにする．

3—欠損補綴

　歯周病患者は欠損歯列，特に遊離端欠損となることが多い．このような場合，前歯部がフレアーアウトし，咬合崩壊を起こしていく．これを防ぐのに，インプラントは非常に有効だが，強固な加圧要素となるため，対合歯の条件が悪いとインプラントが抜歯を誘発してしまう．欠損はすべてインプラントという考えではなく，加圧と受圧の関係をよく考慮して計画を立てるべきである（図15）．また，欠損補綴の治療計画を立案するうえで，アイヒナーの分類が便利である（表4）．B2よりもランクが下がると咬合崩壊が進んでいくので，B1，できればAになるよう，インプラントも含めた治療計画を立案したい．

1）ブリッジ

　欠損部を埋める目的だけではなく，歯周病に罹患した天然歯を治療したあとに連結することで動揺をコントロールすることも，歯周補綴におけるブリッジの大きな目的である．歯周補綴では，多くの場合，全顎連結のいわゆるフルブリッジの症例になることが多い．そのため，一口腔単位の治療が不可欠であり，咬合高径と咬合平面，水平垂直的顎位などの診断と治療が必要となり，高い補綴的な知識と技術が不可欠になる．

2）義　歯

　義歯は最も簡便かつ早期に欠損補綴できる方法で，他の方法に比べ費用も安価であるため，歯周治療後の補綴としては，最も多く選択されてきた．しかし，装着感の問題，審美性の問題，発音の問題，そしてブリッジやインプラントに比較すると強い咀嚼力の回復が困難であることや着脱のわずらわしいこと，精神的に苦痛であることなどが理由で，義歯

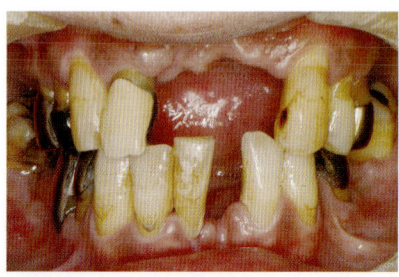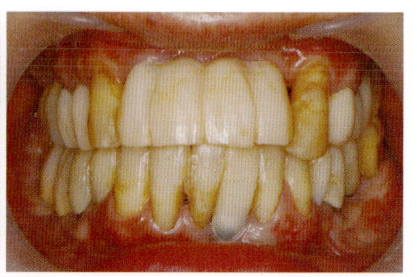

図15　侵襲性歯周炎患者
残存歯が少なく，固定と歯周基本治療のためにテンポラリークラウンを用いる．

表 4 アイヒナーの分類

上下顎の左右大・小臼歯群による四つの咬合支持域の残存状態による分類で，一つの支持域でそれを構成する一部の歯が失われても残存歯に接触があれば支持域は存在する，とする．

分　類	定　義
四つの咬合支持域をすべてもつもの	A1：歯冠修復のみ A2：上下顎のうち1顎のみ歯牙欠損あり A3：上下顎とも欠損あり
咬合支持域が減少したもの	B1：三つの支持域をもつ B2：二つの支持域をもつ B3：一つの支持域をもつ B4：支持域がない 　　（前歯部のみに咬合接触がある）
咬合支持域がないもの	C1：上下顎に残存歯がある（すれ違い咬合） C2：上下顎のうち1顎が無歯顎 C3：上下顎とも無歯顎

を装着したくないという人が増加傾向にある．歯周補綴における義歯の特徴として，鉤歯の骨植が悪く，歯冠歯根比が不良であるなど，長期の予後が不安な天然歯が存在する場合が多い．そのような場合，アタッチメントを装着したり，コーヌスクローネにしたり，磁性アタッチメントにすることで以前から対応されてきた．

3）インプラント

歯周病で歯を失った部位にインプラントを埋入して欠損補綴を行うことは，力学的には歯の本数がもとに戻る，あるいは増やすのと同じ効果がある．また，残存する歯も程度の差はあれ歯周病だったので付着量が減少している．これらのことから考察すると歯周病罹患後の欠損補綴にインプラントを応用することは，ブリッジや義歯では解決できない問題を解決しうる，大変有効な方法である．しかし，インプラントと天然歯では生物学的幅径の様式と幅が異なり，天然歯とインプラントが隣接する場合や，インプラント同士が隣接する場合は，インプラントと天然歯の付着に対する深い理解が必要である．

Chapter 2
歯周基本治療の考え方と
バリエーション

Concepts of
Initial Preparation
Based on New Evidences

1 口腔清掃指導

Chapter 2 ─ 歯周基本治療の考え方とバリエーション

Initial Preparation Based on New Evidences

口腔清掃指導の意義と重要性

　口腔内にはさまざまな疾病が発生するが，そのなかでもう蝕や歯周病は細菌性プラークがおもな原因である．プラークによるう蝕や歯周病の発生を抑制するためにはプラークの機械的，物理的な除去，またはプラーク中の微生物を化学的に抑制することが必要になる．このように病原因子であるプラークに対してその病原性を低下，抑制する方法をプラークコントロールという．口腔清掃指導とは歯科医師，歯科衛生士が患者のブラッシング方法や口腔衛生習慣の改善を目的として指導を行い，患者自身がプラークコントロールを行えるようにすることであり，う蝕や歯周病治療の第一歩である．また外科治療を行う際にも，手術を受ける口腔内環境が整備できているかということは大変重要である．術前に細菌のコントロールができているかどうかで，術後感染のリスクが大幅に変わる．患者自身がきちんとプラークコントロールを行えることが，外科の予後やメインテナンス時の病態の安定の鍵を握る．本章では歯周治療の基本となる口腔清掃指導について再確認する．

歯周治療における口腔清掃指導の位置づけ

　歯周基本治療における細菌のコントロールとは，具体的には歯肉縁上のプラークの除去と歯肉縁下の感染性沈着物の除去である．

　実際には，歯肉縁下のデブライドメントは歯科医師，歯科衛生士が行う一方，歯肉縁上のプラークコントロールは口腔清掃指導を行ったうえで患者自身が主体的に管理する部分であり，すべての治療の基本となるものである．Löeらは，歯肉炎とプラークの関係に関して，以下のような実験を行っている（図1）[4]．12名の被験者に対し一切の口腔衛生にかかわる行為をやめさせて，歯肉の状態を経時的に観察し，同時に歯肉辺縁部付近に付着したプラークを細菌学的に観察した．その後，口腔衛生を再開し歯肉とプラークを同様に観察した．口腔衛生を停止すると10日〜21日後全員に歯肉炎が生じ，その後再開したところ2〜3日後にすべての被験者は健康な歯肉を取り戻した．歯肉辺縁部付近の細菌数増加と細菌叢の構成には明らかな変化を認めた．この実験は細菌性プラークの除去が歯肉炎を解消させるという臨床的経験を裏づけたものである．つまり歯肉炎や軽度の歯周炎であれば歯周基本治療のみで治癒が見込め，メインテナンスへと移行できる．中等度から重度の場合においても，歯肉縁上の細菌のコントロールがなされていなければその後の治療にお

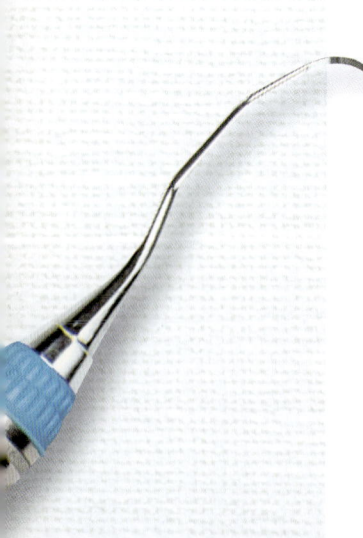

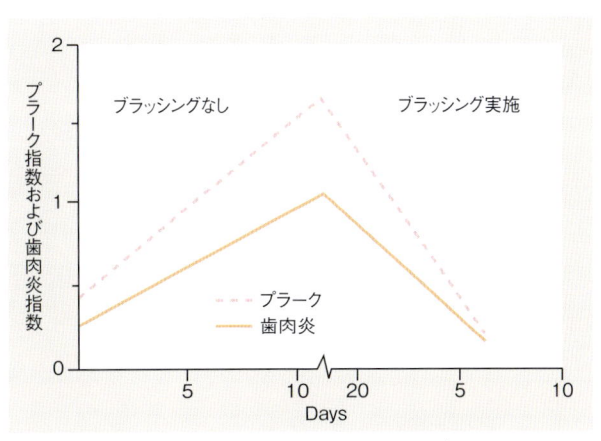

図1 歯肉炎とプラークの関係（Löe, 1965.[4]）

いて確実な歯肉縁下の感染の除去は困難になるため重要かつ必須のステップとなる．また歯周基本治療の段階で患者とのコミュニケーションを積極的にはかることは，その後の治療やメインテナンスに至るまでの患者の信頼獲得やモチベーション維持のためにも重要である．

外科治療との関わり

　口腔清掃指導は，外科治療とも大きな関わりがある．その理由としては，前述したように患者のセルフケアによる歯肉縁上のプラークコントロールが不十分な環境で外科治療を行った場合，術後の創部への細菌感染リスクが増大するということがある．特に再生・再建外科やインプラント治療のように人工材料を用いて行う手術の際には，術後に感染が起こってしまった場合には，人工材料が生着しないばかりか既存の歯周組織にも損傷を与えることになるため，一層の注意が必要である．術後のブラッシング開始の時期やブラッシング圧のコントロールは創部の安静に大きな影響を与えるため，オーバーブラッシング，アンダーブラッシングにならないよう患者自身にもしっかり理解してもらうように説明する．必要に応じて含嗽剤等の化学的清掃も併用する．また歯周形成外科を行った際には，手術により獲得された軟組織の形態を維持するために，歯ブラシ，歯間ブラシの使用法について詳細な指導が必要である．

口腔清掃指導の実際

　次に，実際の口腔清掃指導について述べる．図2は初診時に撮影した患者の口腔内写真である．全顎的に歯面にプラークが付着し，著しい辺縁歯肉の発赤・腫脹を認める．また歯頸部や隣接部にはう蝕も確認できる．口腔内写真の撮影は術前の病態や治療中の変化

の記録としてだけでなく，患者に自身の口腔内の状態を認知してもらううえでも有用である．また，染め出し液を用いてプラークを視覚的に確認することでみがき残しの部位がさらに認識しやすくなり，ブラシの当て方や補助清掃用具の使用についての指導がより具体化される（図3）．ブラッシング法は種々あるが，患者の状態，理解度，目的に合わせて適宜，指導する．基本治療時やメインテナンス移行時等，歯肉の形態や性状が変化するときには歯科衛生士が患者の口腔内の状態にあった歯ブラシ，必要があれば補助清掃用具を提案する．歯ブラシの場合，ヘッドのサイズ，ブラシの硬さ，グリップの形状等その患者に適したものを選択し，使用法を指導する．その際，歯科衛生士が実際に患者の口腔内をブラッシングする術者みがきを行うことで，患者に歯ブラシの毛のあたり具合や，力加減を確認してもらう（図4）．歯肉に炎症がある段階ではまず毛先が軟らかくヘッドがコン

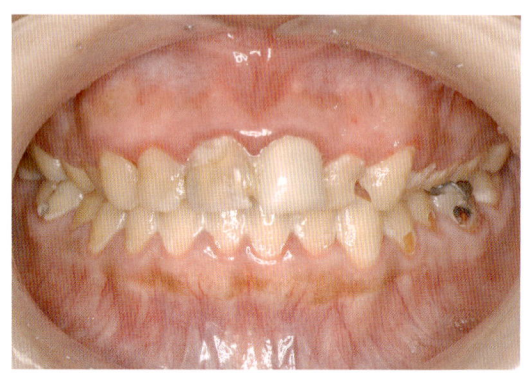

図2 初診時口腔内写真

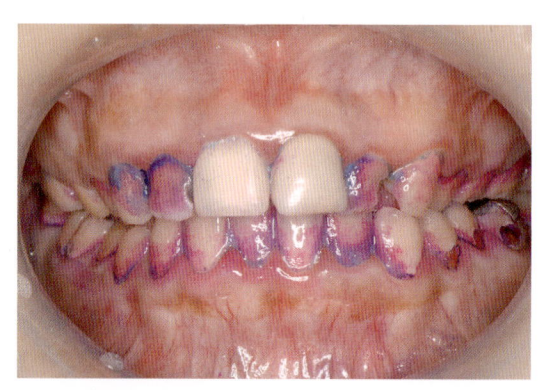

図3 染め出し時の口腔内写真

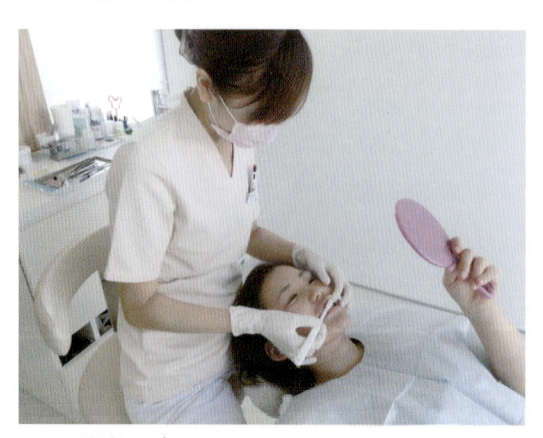

図4 術者みがきの様子

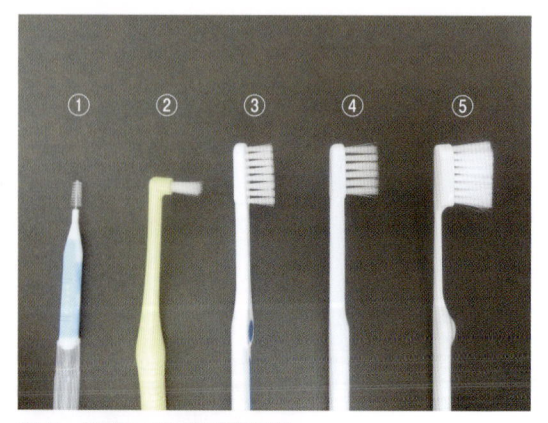

図5 選択する口腔清掃用具
①（petit）サムフレンドプチ歯間ブラシ
（サンデンタル株式会社）
② EX onetuft systema
（ライオン歯科材株式会社）
③ GVK SLIM for dentist use soft
（ケーオーデンタル株式会社）
④ DENT.EX systema44M
（ライオン歯科材株式会社）
⑤ OPEGO#1 （株式会社パナテック）

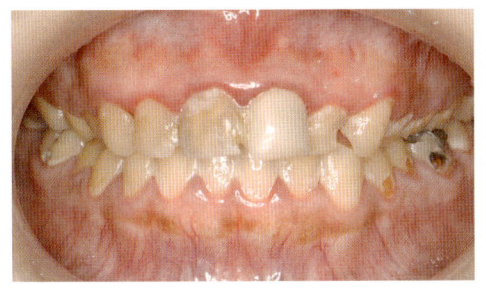

パクトなブラシを推奨している．その後，歯列や歯間部の下部鼓形空隙の状態，患者の癖などでも考慮し，O'LearyのPCRを基準に評価しながら指導を行うとともに，個々の患者に適した歯ブラシを選択していく．必要に応じて歯間ブラシや，ワンタフトブラシの使用も提案する（図5）．また，高齢者や矯正装置を装着した患者等には，電動ブラシを勧めることもある．

　口腔清掃指導を行ううえで大切なことは，患者自身がセルフケアの重要性をしっかりと理解し，実行することである．もし理解が不十分であれば技術的な指導の前に再度モチベーションを行う必要がある．そのうえで患者と同じゴールを目指しながら，情報や技術の提供を行い，患者をサポートしていくことが重要である．

口腔清掃指導の徹底により歯周組織の著しい改善を認めた症例

　プラークコントロールの向上により，歯周組織の改善を認めた症例をみながら，口腔清掃指導の実際について確認していきたい．患者は30歳女性，非喫煙者，右上前歯の痛みを主訴に2012年5月に当院を受診した．統合失調症のため，精神科にて内服治療を行っていた．統合失調症患者の特徴として無関心，感情が鈍い，認知障害等があり，抗精神病薬の副作用である唾液減少，口腔乾燥，手の震えもあることから口腔衛生状態が不良になる傾向がある．本患者も口腔衛生に対する関心が薄く，ブラッシングは1日1回昼のみという状態であった．口腔清掃指導の際には，通常の患者に接する以上に，訴えをよく聴く，わかりやすい説明を行う，不安を抱かせない，一度に数多くのことを指導しないといった点に留意しながら治療を開始した．

1 ― 初診時（図6）

　最初に必ず口腔内写真を撮影し，現状の問題点を把握する．全顎的にプラークが付着しており，歯肉辺縁の発赤，腫脹を認めた．また，歯頸部には多数の齲蝕を認めた．臼歯部を中心に5mmの歯周ポケット，7遠心部には埋伏している8が原因と考えられる8mm

図6　初診時口腔内写真とPPD

の歯周ポケットを認めた．検査後，撮影した口腔内写真を患者にも確認してもらい，問題点の共有をはかる．

2 — 1回目の口腔清掃指導時（図7）

　患者は胃の調子がよくないこと，空腹を感じないことを理由に食事は1日1回昼のみで，そのほかに午前に1回，午後に2回の間食をとっていた．ブラッシングは1日1回昼のみであった．特に歯頸部への著しいプラークの付着を認めた．O'LearyのPCRは93％であった．まずは食生活指導を含めた口腔清掃指導を行った．食事は1回にとる量を増やし，間食のときには糖分が入っていないものを選ぶように勧めた．口腔清掃指導は，歯肉に炎症があるため軟らかい歯ブラシを用い，歯頸部にあてる練習のみを行った．このように，1回目の口腔清掃指導では患者の現状を考慮し，無理のない範囲で進めていくことがポイントである．

3 — 2回目の口腔清掃指導時（図8）

　歯頸部に歯ブラシをあてるよう指導してから約1か月後の状態である．みがき残しは少なくなり辺縁歯肉の発赤も改善し，BOPも減少している．問診から1回の食事量が増え，間食の回数が午前1回，午後1回に減少したことが確認できた．本人もブラシを当てても出血しなくなったことに驚いているとのことだった．しかし隣接面のプラークは歯ブラシだけでは除去しきれていないため，この段階でデンタルフロスの併用を勧めた．最初から多くを要求するのではなく，患者の意識の変化に合わせて段階を踏んでいくことが重要である．

4 — 3回目の口腔清掃指導時（図9）

　デンタルフロスの使用を開始してから9日目に再度染め出しを行った．O'Learyの

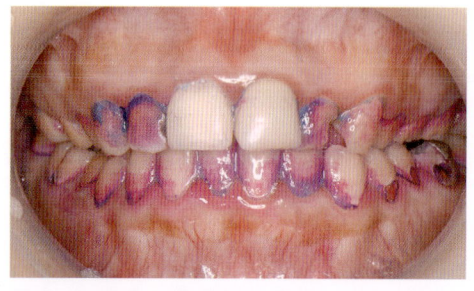

図7　1回目口腔清掃指導時（BOP 64％ PCR 93％）

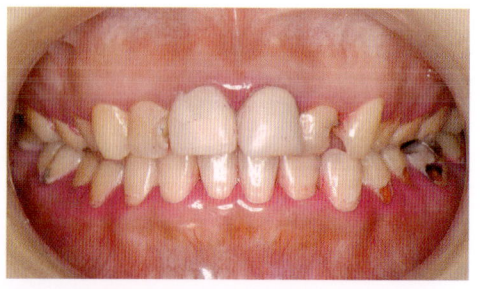

図8　2回目口腔清掃指導時（BOP 42％ PCR 61％）

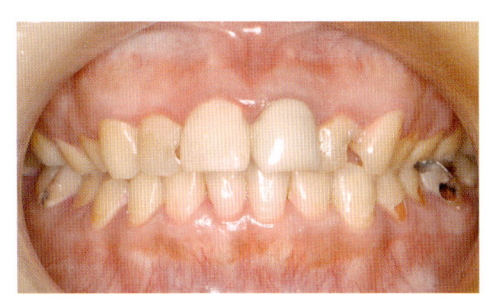

図9 3回目口腔清掃時（BOP 13% PCR 50%）

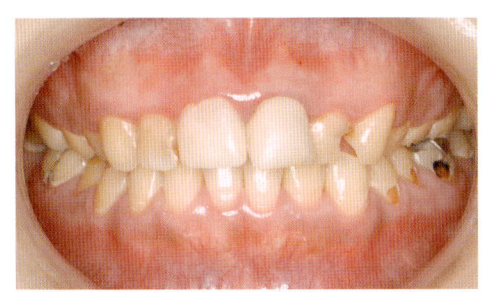

図10 再評価（BOP 2.3% PCR 31%）

	323	323	323	323	322	323	323	323	322	223	323	323	323	333	433
	323	323	223	322	223	323	323	323	322	223	222	223	333	323	433
8	7	6	5	4	3	2	1	1	2	3	4	5	6	7	8
	433	323	223	323	322	222	223	333	333	333	333	333	333	337	
	433	323	323	323	332	223	223	323	322	223	322	332	323	336	

PCRは50％まで減少した．ブラッシングは1日に昼夜2回行っており，デンタルフロスも使用できているとのことだった．さらに隣接面のデンタルフロスの使用法を確認し指導を行った．また，患者自身も口腔内の変化を実感し自信が生まれている時期であり，再度，モチベーションの向上を促した．

5 ― 再評価（図10）

3回目の口腔清掃指導から約2週間後に再評価検査を行った．O'LearyのPCRは31％まで減少しており，歯肉の炎症も改善している．食事回数は朝，昼の2回と午後の間食が1回，食後には毎回デンタルフロスを使用しており，フロッシング時の出血もなくなったとのことだった．この頃には患者自身も積極的にセルフケアに取り組むようになった．歯周ポケット，BOPも著しい改善を認めた．7遠心部には歯周ポケットの残存を認める．今後埋伏している8の抜歯を行う予定である．

1―口腔清掃指導　29

2 スケーリング・ルートプレーニングの概念と方法

Chapter 2 — 歯周基本治療の考え方とバリエーション

Initial Preparation Based on New Evidences

はじめに

　口腔衛生指導は細菌の量を減少させる最初のステップであり，炎症を消失させて，スケーリング・ルートプレーニング（SRP）の操作性を上げるだけでなく，その後の外科治療を行った部位の治癒やメインテナンス中の健康の維持のためにも必ず行わればならない．そして，SRPも外科治療を行った部位の前に必須の処置である．SRPは歯周病の原因である歯肉縁下の細菌量を減少させる最初の治療であり，歯周治療で最も重要な処置の一つである．

SRPとは

　スケーリングとは歯面に付着したプラーク，歯石，その他の沈着物を機械的に除去する操作である．歯周病の予防や治療の一手段として重要な位置を占め，おもにスケーラーを用いて行われる．歯肉辺縁を境に，歯冠側では歯肉縁上スケーリング，根尖側では歯肉縁下スケーリングと呼ぶ．歯肉縁上歯石は，細菌性プラークに唾液由来のカルシウムイオンなどが沈着し，石灰化したものである．歯面との結合は弱い．一方，歯肉縁下歯石は，ポケット内の歯肉溝滲出液や感染した歯周組織からの滲出液，血液中のヘモグロビン，そして細菌の産生物質由来であり，暗褐色の歯石である．歯面との結合が強く，除去しづらい．

　ルートプレーニングとは歯石や細菌，その他の代謝産物が入り込んだ病的セメント質あるいは象牙質を，スケーラーやキュレット型スケーラーを用いて取り除き，滑沢化することである．粗造な歯根面が滑沢化され，プラーク，歯石が再び付着することを阻止することで，結合組織性付着，上皮性付着が生じやすくなる（図1）[1]．

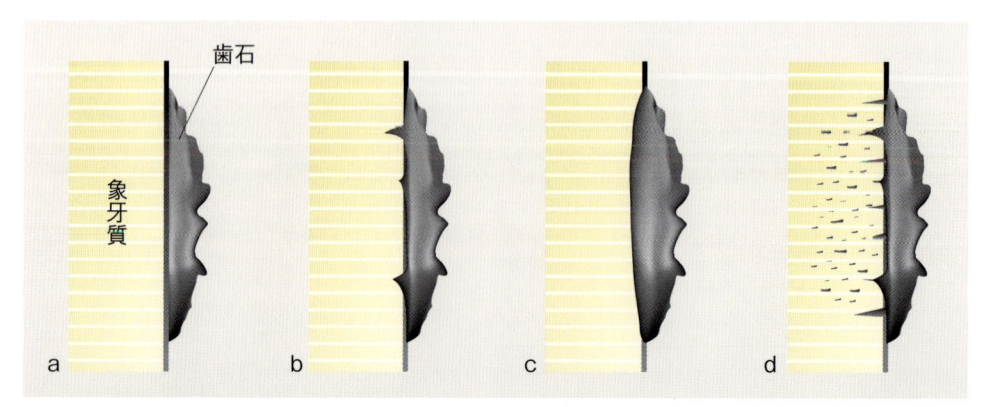

図1　歯肉縁下歯石の根面への付着様式（Zander, 1953.[1]）
a；糖タンパクのような物質を介して間接的に付着する場合，b；シャーピー線維の入り込んでいたと思われる小さな穴に直接入り込んでいる場合，c；吸収窩に入り込んでいる場合，d；象牙細管に細菌の侵入を認める場合．

30

SRPの目的

　グラム陰性桿菌は，すべて内毒素であるリポ多糖（LPS）を産生する．LPSは線維芽細胞を傷害し，また，サイトカインを産生し炎症を惹起する．さらに，破骨細胞を活性化させ歯槽骨を吸収させる．そのLPSが歯周病に罹患した歯のセメント質にどの程度まで侵入しているのか，1970～80年代に議論されてきた．報告には，セメント質の深部までLPSが侵入しているので，ルートプレーニングによりセメント質を除去すべきだというものもあるが[2]，実際にはLPSの大部分は表面に付着しているだけなので，セメント質を過度に除去すべきではないと結論づける報告が多い[3]．たとえば，Mooreら[4]は1分間の弱い洗浄で39％のLPSが除去され，その後，弱い圧力でブラッシングするだけでさらに60％のLPSが除去されるので，99％のLPSは簡単に除去できると報告している．

　ルートプレーニングとは，根面やポケット内から細菌叢を除去し，細菌に感染した歯石，セメント質，象牙質を除去し，滑沢な面に仕上げる操作である．ただし，前述のように，セメント質内にはLPSが侵入していないことが多くの文献で報告されており，セメント質や象牙質を意識的に除去する必要はない．したがって，現在では，スケーリング・ルートプレーニングというよりも，root surface debridement，あるいは単にdebridementと呼ぶようにもなってきている．

SRPで取るべきものと取ってはいけないもの （図2，表1）

　歯石は必ず取り，剥離セメント質・感染セメント質をできるだけ取る．ただし，健全なセメント質は取ってはならず，歯根膜や上皮も傷つけないように注意する[5]．剥離セメント質と健全セメント質は，手指の感覚だけでは識別できないので，顕微鏡などを用いて拡大視野下において抜去歯を拡大して，何度も練習しないと習得するのは難しいため，練習

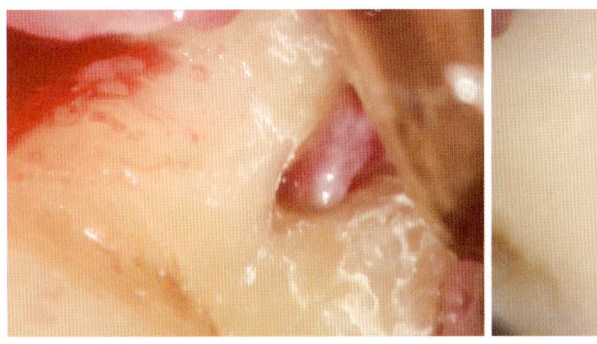

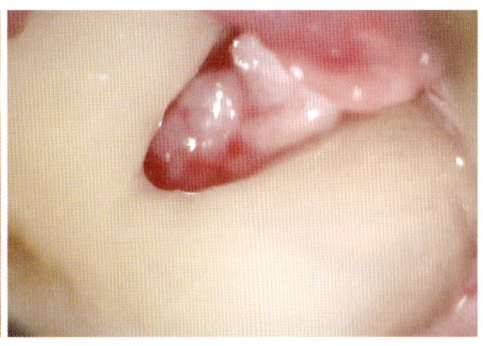

図2　6̲のオペ中に，頬側根分岐部の周辺を，デブライドメントした一例
剥離セメント質をできるだけ除去した．

表 1　SRP で取るべきものと取ってはいけないもの

・<u>歯肉縁上歯石</u> を必ず取る
・<u>歯肉縁下歯石</u> を必ず取る
・<u>剝離セメント質・感染セメント質</u> をできる限り取る
・<u>歯根膜</u> を取ってはいけない
・<u>健全なセメント質</u> を極力取らない
・<u>上皮付着</u> をできるだけ壊さない

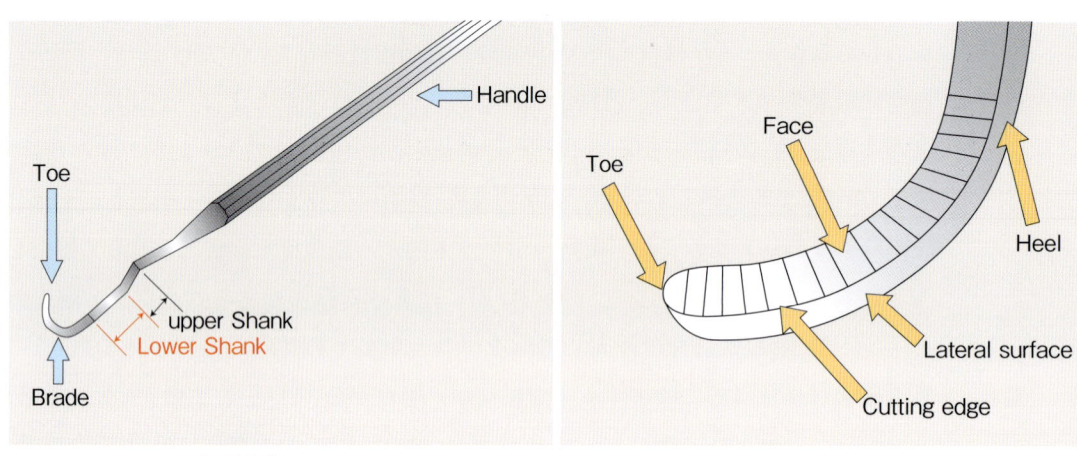

図3　スケーラーの各種名称

は必須である．

スケーラー

　手用スケーラー，超音波スケーラー，エアスケーラーなどがある．手用スケーラーにはシックル型，キュレット型，ホウ型，ファイル型，チゼル型などが存在する．現在，おもに使用されているのはキュレット型スケーラーである．

　スケーラーはハンドル，シャンク，ブレードの三つの部分で構成される（図3）．ブレードは，ユニバーサル型キュレットの場合は両側，グレーシー型キュレットの場合は片側のみがカッティングエッジ（刃）になっている．両刃のユニバーサル型キュレットは，手術中のデブライドメントや歯肉縁上のスケーリングには適しているが，非外科時に歯肉縁下に用いると歯肉を傷つけるので，歯肉縁下スケーリングの場合はグレーシー型キュレットを用いる場合が多い．

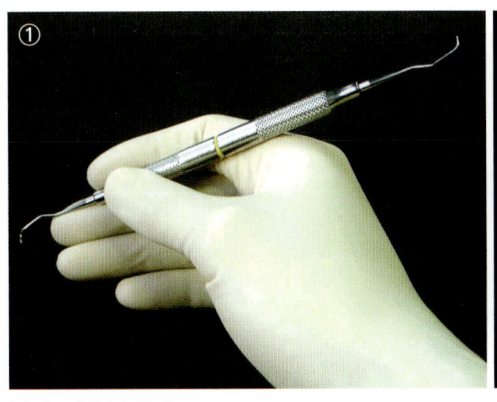

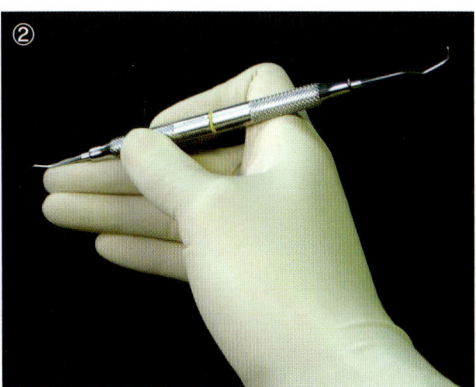

図4 把持の仕方
① pen grasp
② modified pen grasp

1 ― グレーシーキュレット

使用する部位により，♯1～♯14までのブレードの種類が存在する．♯1/2，♯3/4は前歯用，♯5/6は前歯および小臼歯用，♯7/8，♯9/10は臼歯頰舌側用，♯11/12は臼歯近心面用，♯13/14は臼歯遠心面用となっている．特に，大臼歯の近遠心用である♯11/12，♯13/14は多く使用するので，形態や使用法を熟知しておきたい．また，シャンクやブレードの硬さによってstandard type（軟らかい）とrigid type（硬い）がある．歯肉縁下のスケーリングにはrigid typeのほうが歯石をはじき飛ばしやすいため，適している．さらに，シャンクやブレードの長さによってmini 5，after 5などが存在する．

2 ― 超音波スケーラー

25000～42000ヘルツ／秒の超音波振動を利用しているチップを歯面に沿わせ，動かしながら使用する．注水での洗浄効果があるため，視野が確保しやすいことに加え，操作が容易であるため，疲労も少ない．

3 ― スケーラーの使用法 (表2)

①把持の仕方 (図4)

Pen grasp，modified pen grasp，palm graspの3種類の持ち方がある．

②ブレードの挿入 (図5)

歯肉を傷つけないようにブレードのfaceを歯根面に対して寝かせて挿入する．

表2　スケーリングの手順

1. 歯肉縁下へのブレードの挿入
2. カッティングエッジ先端1/3の歯面への適合
3. 正しい作業角（45°〜90°）を設定
4. 支点，力点，作用点を設定
5. てこの要領で歯石をはじく要領で除去

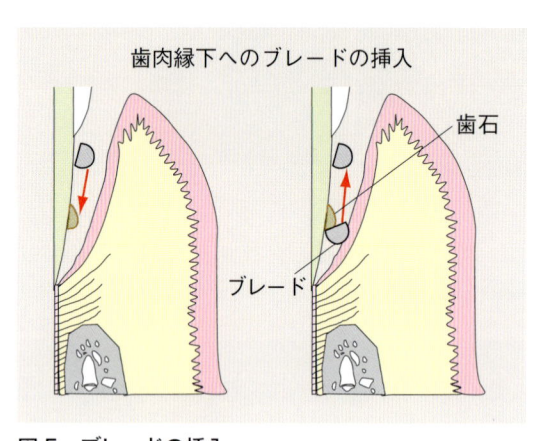

図5　ブレードの挿入
ブレードを寝かせて挿入し，歯石を除去する際に立てる．

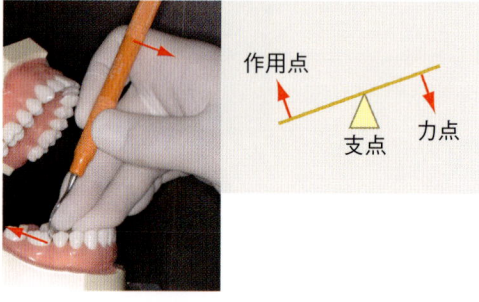

図6　レスト（支点）の置き方
少ない力で効果的にスケーリングをするためには支点はなるべく近くに置く．
また，支点が近いと，ブレにくくなるので，精度も上がる．

③カッティングエッジ先端1/3の歯面への適合

カッティングエッジの中央部でスケーリングすると，先端で歯肉を傷つけるので，必ず尖端部分を使用する．

④正しい作業角を設定

寝かせていたスケーラーを立てて，faceと歯根面の角度が正しい角度になるように設定する．スケーリングの際は85度前後が推奨されている．

⑤支点，力点を設定（図6）

てこの原理で歯石をはじく要領で除去する．

⑥レスト（支点）の置き方（図6）

レストは，作業する部位に近いほど精度があがり，力も少なくて済む．したがって，口腔前庭にスケーラーを持たない手の指を添えたり，スケーラーを持たない手の指をスケーラーのシャンクに添えて，支点と力点の補助をするなど，スケーラーを持たない手の使い方も重要になる．このレストの置き方は臨床的に極めて重要なので，是非，治療中に意識してもらいたい．

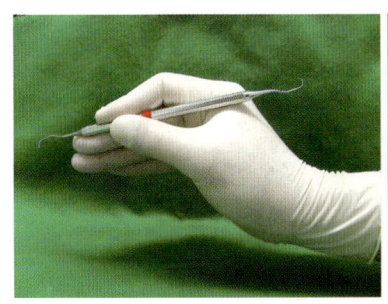

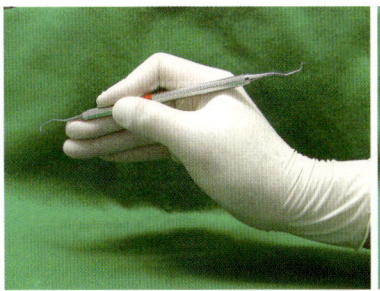

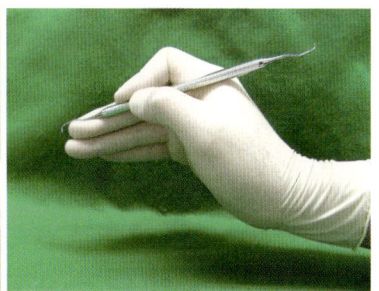

図7　Finger flexing motion

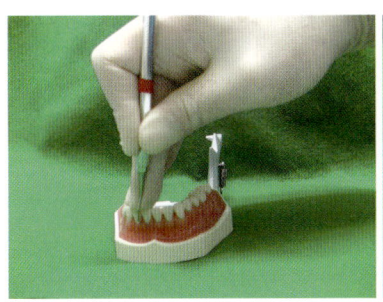

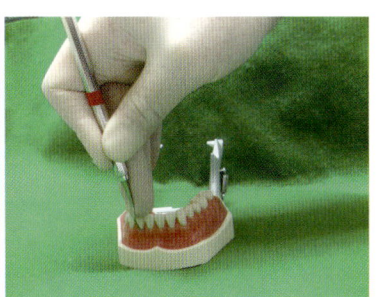

図8　Wrist forearm motion

　Modified pen graspの場合，レストは薬指となる．先にも述べたように，支点は作用点に近いほど精度もあがるので，施術歯にレストを置くのが基本だが，それが無理であれば，施術歯の隣在歯に取る「隣在歯レスト」，施術歯の同顎反対側歯に取る「反対側レスト」，施術歯と咬合する対合歯に取る「対合歯レスト」，あるいはこれらの口腔内レストではなく，患者の頬や顎部分に取る「口腔外レスト」で対応する場合もある．

4―スケーリングとルートプレーニングの手法の違い（図7，8）

　スケーリングはwrist forearm motion（上腕の内外旋運動）で行う．歯石をはじくように側方圧がかかるので，強固に付着した縁下歯石の除去に適している．ルートプレーニングはfinger flexing motion（指の屈伸運動）で行う．除石後に根面を滑沢化するのに用いる．

5―シャープニング

　シャープニングはスケーリングを成功させるために最も重要なステップの一つなので，ブレードからホワイトラインが消えるまで，丁寧に研げるよう訓練が必要である．砥石はセラミックストーン，アーカンサスストーン，インディアナストーン等がある．スケーラーを片手に固定して，もう一方の利き腕で砥石を上下に動かしてブレードを研ぐ方法が一般的である．また，シャープニング用の機械も販売されている．

3 SRPを複数回に分割して行う場合の考え方

Chapter 2 — 歯周基本治療の考え方とバリエーション

I nitial Preparation Based on New Evidences

はじめに

　歯周炎は感染症であるが，一般的な感染症とは異なり抗菌薬の内服だけでは治療することができない．その理由としては，細菌がバイオフィルムという形で存在しているため抗菌薬が効きにくいということ，感染がセメント質や象牙質といった硬組織にまで及んでいること，LPSなどの炎症性サイトカインを誘発する細菌内毒素がセメント質，象牙質に侵入してしまうということがあげられる．そのため，治療においてはバイオフィルムの破壊と歯石および感染根面の除去を目的としたスケーリング・ルートプレーニング（SRP）を行うことが必要である．

　通常臨床でSRPを行っていく際，全顎を4～6分割して数回に分けて行う方法が一般的である．しかしこの方法では一度感染を除去してもまだ処置が済んでいない部分から再感染を起こす可能性があるとういう見解もあり，全顎のSRPを1回で行う方法の有効性が検証されてきた．本章では一口腔を分割して行う方法と全顎を1回で行う方法（フルマウスディスインフェクション；Full Mouth Disinfection, FMD）とを比較し，メリットとデメリットを検討していきたい．

歯周病の感染機序とその対応

　SRPを複数回に分割して行うか否かを論じる前に，感染症である歯周病の特徴について改めてまとめてみたい．まず，感染には生体に常在する細菌が清掃不良や加齢による免疫力低下を原因に増殖し炎症を惹起する内因性感染と，健常者には存在しない，または非常に少ない微生物の感染により炎症が生じる外因性感染の二つの要素がある（表1）[4]．歯周病においては両者の側面をあわせもつが，慢性歯周炎においてはより内因性感染の傾向が，侵襲性歯周炎においてはより外因性感染の傾向があると考えられる．歯周病原細菌の感染があることは両者に共通しているが，慢性歯周炎における感染の主体はプラークの増大と，グラム陰性桿菌の増加とそれらが持つLPS等の細菌内毒素であると考えられ，根面に付着，侵入したLPSが局所での白血球系に作用し，炎症性サイトカインの分泌を促進するために炎症を引き起こす．これに対しては，冒頭で述べたとおり従来どおりのデブライドメントと感染セメント質の除去を順次行っていくこと，すなわちSRPで病態を治癒に導くことができると考えられる．それに対し侵襲性歯周炎や重度広汎型慢性歯周炎などの場合は，*Aggregatibacter actinomycetemcomitans*，*Porphyromonas gingivalis* 等の歯周病

表1　感染の分類

感染症には，内因性感染と外因性感染がある．慢性歯周炎や歯肉炎はおもに内因性感染に分類され，侵襲性歯周炎はおもに外因性感染に分類されるが，両者の境界はあいまいであり，当然外因性感染であるにもかかわらず，プラークコントロールや全身疾患によって内因性感染を含蓄している症例も存在する．重要なのは，どの因子が大きいのかを歯科医師が細菌検査等で客観的に見極めなくてはならない，ということである．

内因性感染	清掃不良や加齢による免疫低下を原因に細菌やウイルスなど微生物が増加して炎症が生じる． 例）歯肉炎，慢性歯周炎，一般疾患；誤嚥性肺炎，帯状疱疹，義歯性カンジダ症
外因性感染	健常者には存在しない，あるいは非常に少ない微生物に感染して炎症が生じる． 例）侵襲性歯周炎，重度広汎型慢性歯周炎　一般疾患；インフルエンザ，AIDSなど

原細菌が多く存在し，これらが産出するタンパク分解酵素や白血球毒素等により組織破壊が急速かつ重篤に進行する．つまり慢性歯周炎に対する治療が根面への付着物の物理的な除去をおもな目的としているのに対し，侵襲性歯周炎などでは，治療は口腔内での歯周病原細菌の感染そのものを除去するという考え方が必要になる．このことを踏まえたうえでSRPは分割法，1回法それぞれの方法を検討していく．

SRPを分割して行う際のメリット

　口腔内細菌が，未処置部位から処置部位に感染することがない，あるいは少ないと考えられる場合，SRPを分割して行う方法では術者，患者とも1回の治療の疲労が少なくすることができ，また全顎のSRPを終了するまでに複数回来院してもらい頻回のコミュニケーションをとれることもメリットの一つである．そのため，プラークコントロールの安定やモチベーションの維持が行いやすいといえる．SRPを行う際にも，患者によるセルフケアの良否は結果に大きな影響を及ぼすため，とても重要である．また一度に全顎のSRPを行った際，術後に発熱を起こす可能性が報告されている．分割法は全体の治療期間としては長期になるものの，1回の処置を比較するとチェアタイムは短く，前述のように患者および術者の身体的な負担は少ない．またわが国では健康保険が適用できるため，患者にとっては費用の面でもメリットがある．このような観点から初期から中等度の慢性歯周炎の患者に対しては複数回に分けてSRPを行い，並行して口腔清掃指導やモチベーションを頻回に行っていく方法が有効であると考える．

SRPを分割して行う際のデメリット

　次にSRPを分割して行う際のデメリットについて考えてみる．もっとも大きなデメリッ

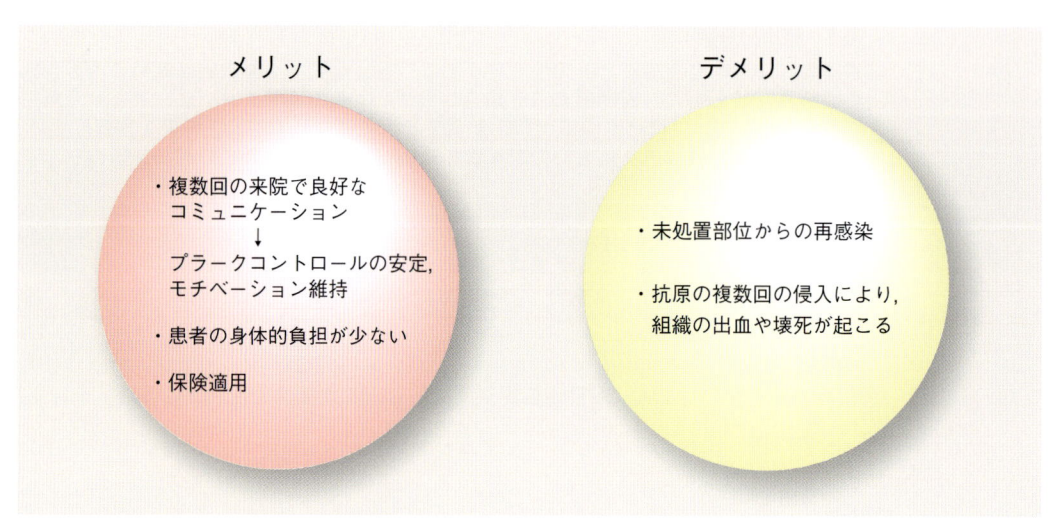

図1　SRPを複数回に分割して行う場合のメリット・デメリット

メリット
・複数回の来院で良好な
　コミュニケーション
　↓
　プラークコントロールの安定，
　モチベーション維持
・患者の身体的負担が少ない
・保険適用

デメリット
・未処置部位からの再感染
・抗原の複数回の侵入により，
　組織の出血や壊死が起こる

トは，一度SRPを行い細菌や付着物の除去を行った部位に，未処置部位からの再感染の可能性があるということである．歯周ポケット内の歯周病原細菌は，唾液を介して健全部位や処置後の部位へと口腔内伝播する．歯周ポケットだけでなく口腔粘膜，舌，扁桃腺，歯，義歯，インプラント等に付着した歯周病原細菌も唾液を介して伝播する．また，免疫学的には複数回の抗原の生体内への侵入により，シュワルツマン反応によって組織の出血や壊死が起こる．徹底した感染源の除去が必要な侵襲性歯周炎や重度慢性歯周炎の場合，これらを考慮すると分割してSRPを行う方法よりも口腔内の感染源を一度に除去できるFMDを選択することが望ましい．またそれと並行してクロルヘキシジンによる含嗽や舌ブラシによる清掃，歯周ポケット内の洗浄を行うことで細菌の量的な減少だけでなく質的な変化が得られることも数多く報告されている．

　Quirynenらは，10名の重度の慢性歯周炎患者に対し5名はテスト群として全顎1回法でのSRPとともに1％クロルヘキシジンによるポケットのイリゲーション，舌背のブラッシングおよび0.2％クロルヘキシジンによる含嗽を行い，5名は1/4顎ずつ2週間ごとのSRPを行いその結果を比較した．その結果PPDはテスト群ではコントロール群に比べ有意に減少し，1か月ごとの細菌検査でも各種歯周病原細菌の減少を認めた[5]．

　また，五味らは術前3日間アジスロマイシンを内服したのちにFMDを行い，従来法と比較したところ，臨床的，細菌学的に良好な結果が得られ，重度慢性歯周炎患者に対する治療法として有用であると報告している．このようにFMDに局所的，全身的に各種薬物療法を併用することでより徹底した感染の除去が達成できる．侵襲性歯周炎や重度慢性歯周炎のように徹底した感染の除去を行う必要がある場合，その処置の性質から分割法は不向きであり，薬物療法を併用したFMDを行うことが有効であると考えられる[15]．

我々の研究において抗菌療法，FMDの併用療法と複数回のSRPでプロービング値，総菌数，細菌叢の変化を比較したところ，プロービング値，総菌数には統計学的有意差を認めなかったものの，細菌叢においては大きな差を認めた．抗菌療法とFMDを併用した群では，術後歯周病原細菌が検出限界以下であったのに対し，SRP群では量は減少するものの構成比にほとんど変化は認めなかった．このような細菌学的質の変化は，SRPのみでは困難である（p.57参照）．

　また，SRPを行う際にポケット内の細菌が毛細血管等の開放性脈管系から体内に侵入することで菌血症のリスクが高まるということも報告されており，頻回にSRPを行うことが菌血症のリスクを高めることも考えられる．それに対しSRPを1回で終了し，同時に静脈ラインから抗菌薬を投与することでリスクを最小限に管理できる可能性がある．また，静脈ラインを確保し施術するということは，有病者における術中管理という意味でも有用である．

臨床応用

　このように全顎1回法と，分割法はそれぞれの病態を診断したうえで，それぞれの治療法の特性を生かし使い分ける必要がある．通常の治療で効果が期待できる症例では，患者のプラークコントロールやモチベーションの維持を確認しながら行えるメリットを生かし分割法で行い，重度広汎型慢性歯周炎の侵襲性歯周炎や，全身疾患関連性の歯周炎のように短期間で徹底した歯周病原細菌の感染の除去が必要な場合，または治療効率を優先すべき場合ではFMDを行うといった選択をしていくことが推奨される．

4 フルマウスディスインフェクションの概念

Chapter 2 — 歯周基本治療の考え方とバリエーション

Initial Preparation Based on New Evidences

F FMDという概念の成り立ち

細菌は一般に，侵入→定着→伝播（保菌，発症はしていない状態）→発症の四つのステップで感染症を発症させる．この感染罹患部位から発症源となった細菌が分離同定されることで感染源を特定する指針をコッホがまとめたのは，1876年のことである．

従来のSRPにおいて，非治療部位からデブライドメント後のポケットに細菌が再感染することは，以前より報告されていた．この口腔内伝播を阻止する目的で，口腔内の細菌性感染物を一度に除去する治療法をQuirynenらが1990年代に提唱し，One-stage Full Mouth Disiinfectionと命名したのは1995年である．この項ではQuirynenらから始まったとされるFMDの概念とその変遷について，さらにはその概念を構築した新しい治療法の提唱の成り立ちについて述べたい（図1）．

細菌の伝播

1 — 口腔内伝播（図2, 3）

歯周病は，局所的または全身的な宿主の免疫力と細菌感染の相互作用で進行し，

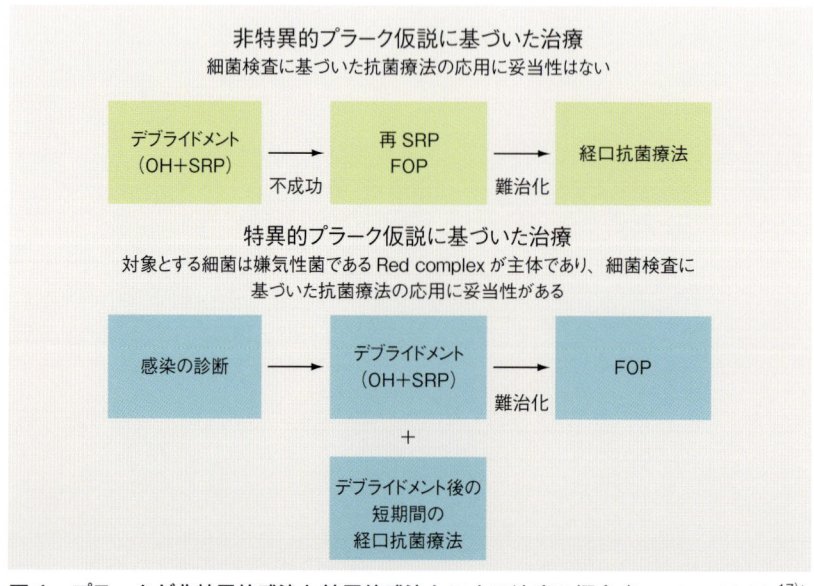

図1 プラークが非特異的感染か特異的感染かによる治療の概念（Loeshe, 1999.[17]）

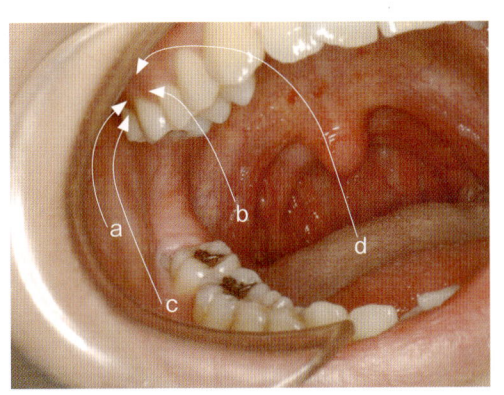

図2 FMDアプローチ；Reservoirs（a 口腔粘膜，b 扁桃，c 未処置ポケット，d 舌）から，健全あるいは処置ポケットへの外因性細菌の再感染を防止する．

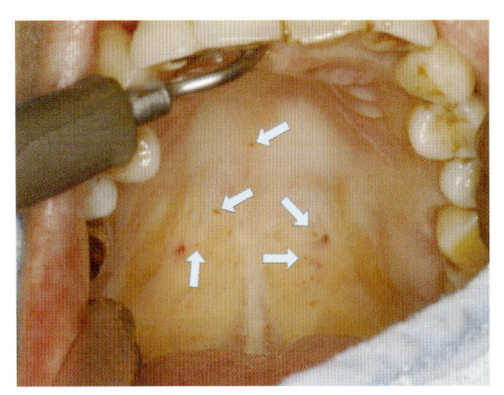

図3 デブライドメント中に，口蓋に歯肉縁下感染性沈着物が付着している．

プラークコントロールの不良，喫煙といったリスクファクターが修飾因子として働く．その感染症である歯周炎には，常在する口腔内細菌に加え，病原性の高い歯周病原細菌（periodontopathic bacteria）が関与する．これらには，歯周病原細菌には，*Aggregatibacter actinomycetemcomitans(A.a.)*, *Porphyromonas gingivalis(P.g.)*, *Prevotella intermedia* などの代表的な菌のほかに，*Tannerella forsythia*, *Prevotella intermedia*, *Campylobacter rectus*, *Peptostreptococcus micros*, *Fusobacterium nucleatum*, *Eubacterium nodatum*, *Streptococcus intermedius*, スピロヘータなどがあげられる[1]．これらの菌は歯肉縁下だけではなく，舌や扁桃，唾液内からも検出されることがわかっている．

こうした細菌を減らす意味でも，歯周病の治療として最も代表的な治療が歯肉縁下のデブライドメントである．デブライドメント後，歯肉縁下の細菌は0.1%（colony-forming units/mL）に減少する[2]．しかし，1週間後には細菌叢はまたもとに戻ってしまう[3]．ポケット内に残っていた細菌[4]，ポケット上皮内に侵入していた細菌[5]，もしくは象牙細管に残っていた細菌[6,7] など，後戻りする細菌の出所は諸説あり，いまだに論争中である．また，歯肉縁下の細菌と密接に関係している歯肉縁上の細菌叢が，どのようなメカニズムで歯肉縁下の再感染に影響を与えるのかについて，詳細は解明されていない．

昨今，インプラント周囲炎が注目されているが，滅菌状態で埋入されたインプラントの感染源は埋入時，あるいは二次オペ後の口腔内の細菌叢に起因することは明らかである．最近の研究論文では，臨在するポケットから，1週間後に感染したことが報告されている[8]．また，Fürstら[9]，Salviら[10] は，インプラント埋入後（one-stage）30分以内に *A.a.* 菌や *P.g.* 菌に感染したことを確認している．これらの報告は歯肉縁上の細菌叢が歯肉縁下に影響を与えていることを裏づけている（表1, 2）．したがって，舌や扁桃，口腔粘膜，

表1　埋入前の口腔内細菌環境とインプラント周囲の細菌環境の比較（部分欠損患者）
以下のように，埋入前の歯と類似した細菌叢となることがわかる．
黄色い囲み；菌叢に歯周病原細菌が比較的少ない健常者の場合，インプラント周囲もよい菌叢である．
赤い囲み　；歯周病原細菌が存在すると，インプラント周囲からも検出される．

筆者	タイプ	暗視野顕微鏡での%				特異的細菌の検出頻度			
		球菌	その他	運動性菌	スピロヘータ	A.a.	P.g.	P.i.	F.n.
Leckholm et al. 1986	天然歯	17.8	54.4	23.5	0.9	0	0	0	
	Brånemark	30.7	45.0	25.0	0	0	0	0	
Apse et al. 1989	天然歯	87	7.5	4	9	3/19	1/19	1/19	
	Brånemark	87	8	3	4	1/28	5/28	1/28	
Quirynen & Listgarten 1990	天然歯	56.6	34.9	4.9	3.6				
	Brånemark	65.8	29.8	2.3	2.1				
Koka et al. 1993	天然歯					−	3/4	3/4	1/4
	Brånemark					−	2/4	2/4	1/4
Leonhardt et al. 1993	天然歯					5/17	8/17	11/17	
	Brånemark					4/17	4/17	9/17	
Kohavi et al. 1994	天然歯					11/29	16/29		
	Brånemark					9/29	20/29		
Mombelli et al. 1995	天然歯			23	28	1/80	6/80	32/80	41/80
	ITI (Bonefit)			15	25	0	2/20	7/20	12/20
Papaioannou et al. 1996	天然歯	21.5	29.5	25.0	24.0	0/3	3/3	3/3	3/3
	Brånemark	38.5	30.5	21.5	10.0	0/2	2/2	2/2	2/2
Mengel et al. 1996	天然歯	80.8	9.5	9.4	0.2	0	0	1/5	−
	Brånemark	79.9	8.2	10.7	1.3	0	0	1/5	−

表2　埋入前の口腔内細菌環境とインプラント周囲の細菌環境の比較（無歯顎患者）
まったく歯のない口腔内，つまり嫌気性菌が住みづらい環境に埋入されたインプラントはどのような細菌叢になるのかを調べたもの．
無歯顎患者からは毒性の強い歯周病原細菌が検出されづらいという結果が報告されている．
つまり，歯周病がないので，健常者と類似した細菌叢になっている．

筆者	タイプ	暗視野顕微鏡での%				培養法による特異的細菌の検出頻度			
		球菌	その他	運動性菌	スピロヘータ	A.a.	P.g.	P.i.	F.n.
Mombelli et al. 1988	ITI	94	6	0	0	0/8	0/8	1/8	2/8
Apse et al. 1989	Brånemark	84	6	8	4	0/13	0/13	0/13	
Quirynen & Listgarten 1990	Brånemark	71.3	28.4	0.4	0				
Mombelli & Mericske-stem 1990	ITI	83	11	6	0	0/34	0/34	4/34	4/34
Papaioannou et al. 1995	Brånemark	67.7	31.5	0.7	0.1				
Papaioannou et al. 1995	Brånemark	57.7	38.3	2.8	1.2				
Danser et al. 1997	Brånemark/IMZ					0/20	0/20	2/20	20/20
総平均		76.3	20.2	3.0	0.9	0/75	0/75	7/75	26/62

唾液の細菌が歯周治療を行ったあとの再感染に影響を与えるということが十分に考えられる．

　このようなことを踏まえ，ベルギーの研究グループは One-stage full-mouth disinfection

（FMD）を開発した[11]．FMDの目的は，短時間に口腔内から歯周病原細菌をなくすことである．つまり，歯周ポケットからだけでなく，口腔咽頭窩全体（粘膜，舌，扁桃腺，唾液）から全歯周病原細菌を超短期間のうちに抑制，できれば根絶することである．非治療部位から治療したポケットへの再コロニー形成（交差感染や口腔内伝播といわれる）が起こると，ポケットの治癒は妨げられる可能性が高い．

2 ― 口腔外伝播

歯周病は感染症であり，当然歯周組織から歯周組織のみならず，ヒトからヒトへも感染する．Winkelhofらは，歯周病原細菌の口腔内伝播に加えて，口腔外伝播の抑制について強調している[12]．歯周病患者の未処置の深いポケットに存在する細菌が，唾液を介して健全部位あるいは処置部位へと口腔内伝播するとともに，歯周病患者の家族間で唾液を介して口腔外伝播することから，FMDがその抑制手段として有効であると推測される[13,14]．前者は一口腔単位のFMD，後者は家族単位のFMDである．

汚染された口腔衛生補助器具や歯科用器具によって，細菌は歯肉縁下に伝播されることも認識すべきである[15,16]．いくつかの研究では，毎日使用する歯ブラシには歯周病原細菌，球菌，Haemophilus種，糸菌種，ストレプトコッカスミュータンス菌を含む複合細菌叢が存在し，ほとんどの細菌は48時間以上生存していたことが報告されている．

治療効率

歯周病原細菌の検査同定の困難な時代の歯周治療は，非特異的プラーク仮説に基づいており，量的規制の原則，つまり細菌の種類よりも量を減らすことを重視し，実際に多くの治療法が確立されてきた．従来型の複数回のSRPの欠点は，前述の再感染の問題に加え，治療が複数回になることから，治療の不快感を何度も経験することとなり，また治療予約が患者の希望と医療機関の都合が一致しないと長期化することがある．治療効率の点からも問題があり，そのためには患者の強いモチベーションが必要で，実際，この時期に患者の意志が続かなくて治療中断に至ることも少なくない．これらの解決策として，デブライドメントを超音波スケーラーを主たるデバイスとして簡略化し，治療時間と治療期間の短縮化と治療技術の均一化をはかる方法としてのFMDがいくつかの研究グループで考えられている．

菌血症

反応の悪い，毒性の強い細菌の関与や宿主免疫の低下が認められる症例では，特異的プラーク仮説を根拠とした細菌検査を含む，リスク評価に基づいた，オーダーメイドなアプ

ローチが必要と考えられる[17〜21]．このような，量的規制の原則で対応できないハイリスク症例に対して，従来の治療法よりも治療反応性を向上させるために，経口抗菌療法の有効性が報告されている．

　さらに，骨縁下欠損に対する再生療法の成功率向上を図る目的で術前処置としてポケット内の歯周病原細菌を抑制するための，脱感染療法（disinfection therapy）の有効性が示唆されている．

　Nowzari[22]らは下顎臼歯の2，3壁性の骨欠損にGTRを行った際，施術部位以外の歯が健康な患者（n＝20）と，5mm以上のポケットが残っている患者（n＝22）の再生量を比較した．健康なグループは，歯周病のグループと比較してGTRメンブレンの汚染も少なく，アタッチメントゲインも多く認められた（3.4mm & 1.4mm）．筆者はこれらの原因を，歯周病グループは，深いポケットから細菌が伝播したためにGTR膜が汚染され，その結果としてアタッチメントゲインも少なかったと考察している．再生療法において，歯周病原細菌の伝播が再生にとって不利であるとの見解は他の文献でも報告されており[23,24]，歯周病原細菌が多く検出された際には，抗菌療法も含めたFMD[25]が，再生療法に有利に働く可能性がある（表3，4，図4，5）．

　このように，感染症の因子の強い，全身疾患を伴わない重度歯周炎患者，歯周組織再生療法やインプラント治療を予定している歯周炎患者に，FMDとともに，抗菌療法を併用すると治療効果の向上が期待できる可能性がある．

全身疾患

　糖尿病や循環器系疾患など，歯周炎と関連の強い全身疾患でかつ重度慢性歯周炎や侵襲性歯周炎では，菌血症やシュワルツマン反応を伴う可能性のある通常のFMDは一般に禁忌である．また，治療時間が長く，心理的負担も高いので，精神疾患などの患者，特に歯

表3　術前の歯周病原細菌の有無と再生療法の結果の間にどのような相関関係があるのかを調べた文献（Rüdiger, et al., 2003）

研究スタイル	前向きコホート研究
治療施設	University of Tübingen
対象患者	N＝29 4mm以上の骨内欠損を有する慢性歯周炎患者
治療法	GTR
分析法	P.g.（＋）群と P.g.（−）群で ボーンサウンディングにより骨再生量を比較
結果	P.g. が術前に存在した群は，いない群に比べて再生量が少なかった

表4 術前の歯周病原細菌の細菌数と再生療法の結果の間にどのような相関関係があるのか調べた文献（Heitz-Mayfield, et al., 2006.）

研究スタイル	前向きコホート研究
治療施設	European Research Group on Periodontology（ERGOPERIO）
対象患者	重度慢性歯周炎
細菌検査	DNA プローブ法
分析法	細菌数とアタッチメントゲインの間に相関性があるかどうかを統計学的に分析
結果	Red complex，特に T.f. の量が多い場合は再生療法によるアタッチメントゲインが有意に少なかった

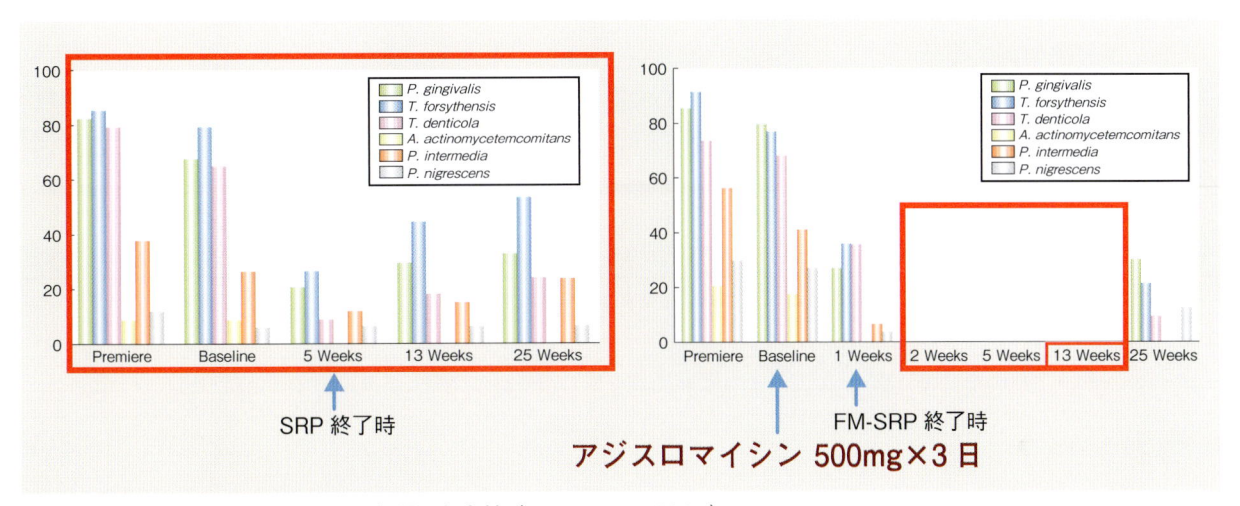

図4 細菌はSRP後何週間で戻るのか調べた文献（Gomi, et al., 2007）

研究スタイル　前向きコホート研究
治療施設　　　鶴見大学
対象患者　　　重度慢性歯周炎
治療法　　　　コントロール群　通常のSRP
　　　　　　　実験群　1週間以内に全顎のSRP
細菌検査　　　PCR法

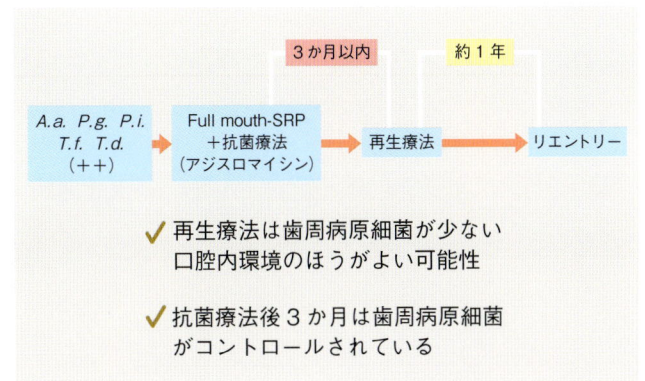

✓ 再生療法は歯周病原細菌が少ない口腔内環境のほうがよい可能性

✓ 抗菌療法後3か月は歯周病原細菌がコントロールされている

図5 FMDと再生療法を組み合わせたプロトコールの1例
歯周病原細菌が多く検出された際には，抗菌療法も含めたFMDが，再生療法に有利に働く可能性がある．

科恐怖症などではFMDは行えない．しかし，高度な全身管理や精神管理を行うことで，むしろ感染源を早期に排除できること，感染コントロールを行うことで複数回の菌血症の危険回数を減らせること，また鎮静法を行うことなどから，精神に問題のある患者も適応に持ち込める可能性がある．詳細な内科的・精神科的問診を行い，状況によりかかりつけ医や麻酔科医と連携を取り，高いレベルでの全身管理下で施術することで，新たな歯周基本治療を提唱できる可能性がある[26]．

Quirynenらのプロトコール[8]

以下のプロトコールはFMDを提唱したQuirynenらが臨床研究で採用している方法である．ただし，彼ら自身も認めているが，あくまでも通常のSRPと比較する研究のために設定されたプロトコールであって，臨床的に最もよい方法ではない．たとえば，衛生指導などは治療前にも治療中にも行っていない．この点については，後の項で詳細を述べる．

①歯肉縁下の病原性細菌数を減少させるために，全顎のSRPを行う（24時間以内に2度来院）．
②残存した歯周病原細菌の伝播を抑制するために1％クロルヘキシジンゲルで全ポケットの歯肉縁下洗浄をスケーリング後10分以内に3回繰り返す．
③舌溝のバクテリアを減らすために1％クロルヘキシジンゲルで1分間患者自身に舌をブラッシングしてもらう．
④治療前後に唾液，咽頭，扁桃の細菌数を減らすために，チェアサイドで2分間，0.2％クロルヘキシジン洗口剤で洗口してもらい，ときには局所スプレーも使用する．
⑤ポケットへの再コロニー形成を遅らせるために，最初の2か月間，毎日0.2％クロルヘキシジン洗口剤で洗口してもらう．

Wennströmらのプロトコール[25]

①術前2，3週前にTBI．
②超音波器具を用いて1時間以内にFMDを終了する．
③術後は，1か月後にTBIおよびPMTCを行う．
④3か月後に5mm以上のポケットが存在したら，再びデブライドメントする．
⑤Q-SRP（1/4顎ずつに分けて3週間かけてSRP）とFMDで4mm以下のポケットを改善するのにかかった時間を計算した結果，FMD（3.3分）のほうがQ-SRP（8.8分）よりも有意に時間を短縮できた．

Gomi らのプロトコール[26] (図4参照)

① FMDを開始する1週間前にアジスロマイシン500mgを3日間服用
② FMDは1週間以内に全顎のSRPをする
③ この方法で，術後13週間は歯周病原細菌（*A.a. P.g. P.i. T.f. T.d. P.n.*）が検出されないことをPCRで調べている

Yoshino らの提唱する FMD の分類とプロトコール

　上に掲げたいくつかのプロとコールを念頭に置き，さらに我々の研究結果（p.57参照）を考慮した，我々の行っているFMDについて紹介する（詳細はp.87参照）．

①治療回数による分類
・FMD（広義）
歯周病原細菌の再増殖期間（2〜4週）内にすべての歯をデブライドメントする方法
・OS-FMD（One-stage FMD）
1回で終了してしまうFDM．Quirynennらによって提唱された．

②治療目的による分類
・US-FMD
治療効率の向上を主目的とし，従来の複数回SRPの代替療法となりうるもの．超音波スケーラーをおもなデバイスとする．ハイリスク患者は対象としない．
・D + FMD
治療効果を主目的とし，薬物の投与を併用してFMDを行う．対象はハイリスク患者，再生治療やインプラント治療の前処置．
・3S-FMD
3S-FMDの3Sは，Systemic management（全身管理），Systemic antibiotic administration（経口抗菌療法），Sadation（静脈内鎮静法）の略．ハイリスク患者で全身管理の必要な患者が対象．

5 FMDと複数回のSRPとのエビデンス

Initial Preparation Based on New Evidences

F FMDの文献的考察を行う意義

　フルマウスディスインフェクション（FMD）には，諸説概念が乱立している．ここではFMDを歴史的流れ，エビデンスに基づき詳かにし，クリティカルな立場で客観的に解説する．

　慢性歯周炎患者においては，複数回のSRPとFMDの間にプロービング値やBOPの減少等の有意差がないとする報告が多い[1〜6]（表1）．Claudioらの文献では，FMDとQ-SRPの間に有意差が認められたり（表2），洗口液（クロルヘキシジン）の効果が顕著に出ている[7,8]．理由は彼らのプロトコールにある．まず，彼らのプロトコールは，術前，術後にPMTCはもちろんのこと，ブラッシング指導などもしていない．これは，Q-SRPにおいて細菌の伝播が起こりやすい状況を作ることで，FMDの原理を実験的に証明するためである．したがって，術前や術後にPMTCをしている研究は，Q-SRPでも細菌の伝播がある程度防げるので，FMDとの間に有意差が生じないのであろう．また，Q-SRPの間隔がQuirynenらは2週間である

表1　FMDとQ-SRPの比較（Guilherme, 2006.[6]）
対象：5mm以上のポケット残存歯20本以上を有する慢性歯周炎患者．
3か月後の臨床的結果においてFMD群とQ-SRP群に有意な差は認められなかった．

	FMD＋ポビドンヨード	FMD＋生理食塩水		Q-SRP	ベースラインからの有意差（8か月後）
ポケットの深さ	2.53mm	2.58mm	n.s	2.51mm	あり
アタッチメントゲイン	1.94mm	1.99mm	n.s	1.87mm	あり

表2　FMD群とQ-SRP群にプロービングデプスやアタッチメントゲインに有意な差が認められたClaudioらの代表的な論文（Claudio, et, al., 1999.[7]）
対象：若年性歯周炎16人，重度慢性歯周炎24人（出血を伴う7mm以上のポケットを6か所以上もち，X線で根の長さの50％以上の骨吸収がある歯を有している）．
PPDの減少量とアタッチメントゲインにおいてFMDはQ-SRPに比較し，有意に改善がみられた．術前のポケットが7mm以上の部位において，特に差が認められた．

術前のポケットが7mm以上の部位におけるFMDとQ-SRPの改善量の差		
(FMD)-(Q-SRP)	単根	複根
PPDの改善　　P＜0.005	1.2mm	0.9mm
アタッチメントゲイン　P＜0.05	1.0mm	0.8mm

すべて有意差あり

48

が，1週間のプロトコールだと，伝播の可能性がさらに減る．QuirynenらはQ-SRPにおいて伝播が起きやすい状況下でさらに，クロルヘキシジンをFMDのみに使用しているので，FMDとQ-SRPの間に有意差が生じたと考えられる．

クロルヘキシジンの効果が顕著なのは，術中の使用頻度が高く，濃度も高いことが理由であろうと，Quirynenらは報告している[9, 10]．また，FMDを2日に分ける理由は，Quirynenらはシュワルツマン反応により付加的な効果を得られると考えているからである．ただし，科学的根拠はまったくないので，筆者らは1日で終わらせる方法を採用している．

では，複数回のSRPに比べてFMDが有利な点は何であろうか．我々は，FMDは重度慢性歯周炎患者や侵襲性歯周炎において細菌叢の改善や治療期間の大幅な短縮に有利に働くことを報告した(図1, 2)．歯周基本治療の期間を短縮できることで早い段階で次のステップに進むことができる．さらに，再生療法を行う部位などは，炎症があっては当然成功しないが，期間をかけすぎて歯肉が完全にひきしまりすぎると，かえって手術が難しくなるので，そういう場合にも有効である．また，菌叢の改善も期待できるため，再生療法に有利である可能性については前述した．これらのことをふまえて，FMDに関して文献的考察をする．

1 ─ 治療効率を重視したFMD

従来型の複数回のSRPの欠点は，再感染の問題に加え，当然治療が複数回になることから不快感も多く感じることになり，また治療日が患者の希望と医療機関の都合が一致しないと長期化する，などである．つまり，治療効率の点からも問題があり，治療期間が長期化するため患者の強いモチベーションが必要で，実際この時期に患者の意志が続かなくて治療中断に至ることも少なくない．これらの解決策として，超音波スケーラーを主たる

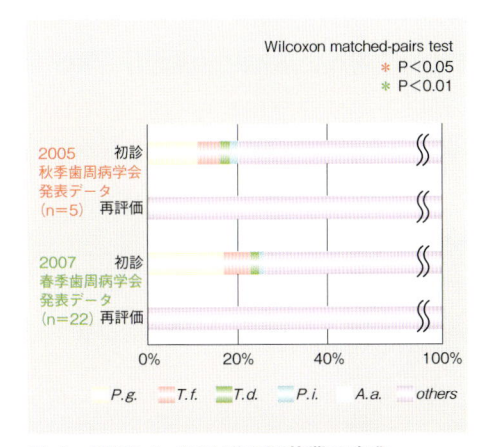

図1 FMD＋ABT群の細菌叢の変化
重度広汎型歯周炎患者において抗菌療法とOne Stage Full Mouth Disinfectionを併用すると細菌叢の変化が認められた．

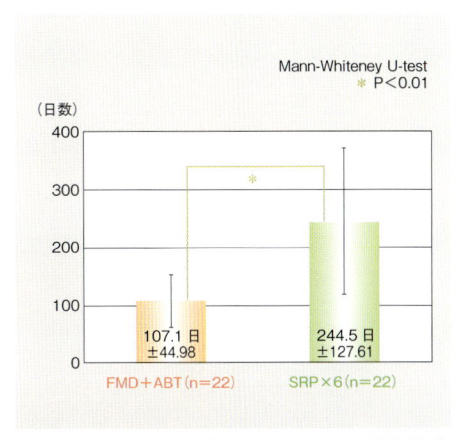

図2 初診時から基本治療終了後の再評価検査までの日数（2007春季歯周病学会発表データ）
通常のSRPに比べてFMDでは治療期間が大幅に短縮した．

デバイスとしてデブライドメントを簡略化し，治療時間と治療期間の短縮化と治療技術の均一化をはかる方法としてのFMD（図3）が，いくつかの研究グループで考えられている．

Koshyらは，OS-FMDは通常の4分の1顎単位のSRPに比較して，付加的治療効果は限られているものの，40〜50分の治療時間短縮がはかられることを明らかにした[3]．Wennstromらも同様の比較研究を行い，プロービング深さ4mm以下のポケット1部位をデブライドメントしたのに要した平均治療時間が，FMDの3.3分に対し，4分の1顎単位のSRPでは8.8分と報告している[4]．また，Tomasiらは，OS-FMDは"プロービング深さ5mm以上の部位がデブライドメントにより4mm以下でBOP（−）となる部位改善率は75％以上"とし，この部位に対しては，比較的短期間で歯肉縁下の沈着物やバイオフィルムを適切に除去することが可能であり，再発リスクは同程度であった（OS-FMD 7％，SRP 11％）ことから，4分の1顎単位で行うSRPの代替法となり得るとしている[11]．

このようにOS-FMDは，量的規制の原則で対応できる症例に対しては，4分の1顎単位のSRPや広義のFMDに比較して，外科治療必要性の減少など治療効果の向上は期待できないものの，治療効率（治療時間の短縮）の向上，不快症状や患者負担の軽減，術者経験による治療効果の差異が少ない治療法と認識されている[12]．

2 ― 治療効果を重視したFMD

一方，量的規制の原則で対応できないハイリスク症例に対して，従来の治療法よりも治療効果を向上させるためには，後述する抗菌療法の併用に加えて，デブライドメント自体の徹底をはかる必要がありそうである．Siguschらは，広汎型急速進行性歯周炎患者に対する2ステップの非外科治療と経口抗菌療法の有効性を明らかにした報告のなかで，4分の1顎単位のSRP（ステージ1）に加えてOS-FMDによるステージ2の処置時に十分なインスツルメンテーションストロークによるフルマウスルートプレーニング（1回2時間，2回処置を2日以内）を行うことによって，経口抗菌療法（メトロニダゾール2×500

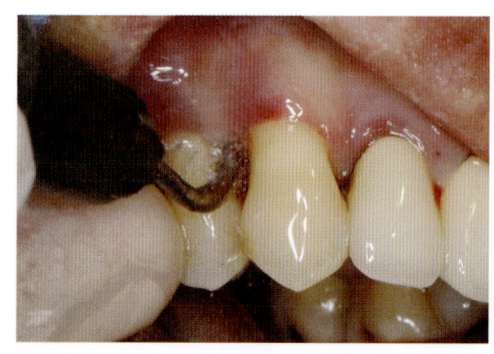

図3　超音波スケーラーによる歯肉縁下のデブライドメント

mg/日，8日間＋歯周パック7～8日間）の長期的臨床効果が維持できることを示した[13]．

さらに，骨縁下欠損に対する再生療法の成功率向上をはかる目的で，術前処置としてポケット内の歯周病原細菌（細菌量とRed complex，特に*Tannerella forsythensis*の存在）を抑制するための脱感染療法（disinfection therapy）の有効性が示唆されており，再生の場を含めた口腔全体の脱感染は，良好な再生環境を構築するうえで必要不可欠な条件と考えられている[14, 15]．OS-FMDは，再生療法やインプラント治療において，口腔内全体の除菌をはかる理にかなった術前処置といえよう（図4）．

このように，ハイリスク患者，再生治療やインプラント治療など骨を中心とした歯周組織の感染対策やこの部位の再生・再建が必要な場合は，早期の再感染の防止や脱感染といった概念が治療効果の向上に重要であり，後述する薬物を併用したFMDが効果的であろう．

F FMDと経口抗菌療法の併用効果に関するエビデンスはあるか？

FMDがその威力を強く発揮するのは，侵襲性歯周炎を含む重度歯周炎患者に対して，何らかの方法で薬物を併用した場合であることがさまざまな研究者によって報告されている．薬物の投与方法は，薬剤含嗽，舌や粘膜の擦過消毒，薬剤併用のブラッシング，ポケット内洗浄，薬剤イリゲーション併用超音波デブライドメント，ポケット内貼薬，内服による全身投与，点滴による全身投与など段階に応じて検討される．ここでは，局所の洗浄・投薬と内服による全身投与について述べたい．

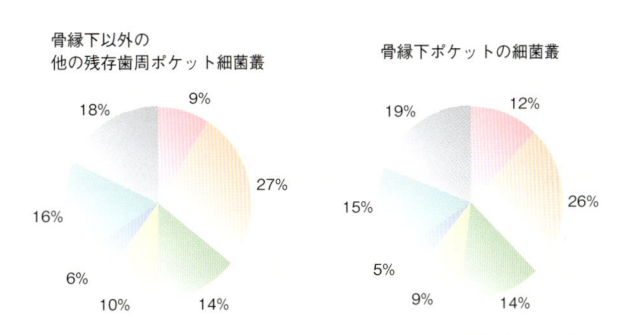

Parameter	オッズ比※	95% CI.
● Total counts	0.975	0.958-0.992
Counts of other complexes	非有意	—
● Red complex counts	0.985	0.974-0.996
● T. forsythensis counts	0.975	0.958-0.992
Porphyromonas gingivalis counts	非有意	—
T. denticola counts	非有意	—

図4 アタッチメントゲイン（＞3mm）の獲得に影響を及ぼす細菌学的因子に関するロジステック分析（Heiz-Mayfield, 2006.[14]）

Quirynenらは,「OS-FMDの有効性は,短期間でのルートプレーニングと脱感染によって説明される」とし,OS-FMDと処置時および処置後のホームケアにおける抗菌薬の使用（ポケット,舌,唾液,口腔粘膜の脱感染）は,特に,菌の転移リスクが高い広汎な縁上プラークや歯石沈着を伴った中度から重度歯周炎患者において,従来の4分の1顎単位のSRPやOS-FMD単独治療に比較してより臨床効果が期待できると述べている[8].実際に,イソジン溶液のポケット内イリゲーションを併用した超音波デブライドメントや局所徐放性抗菌薬を併用したPMIC（Pharmaco Mechanical Infection Control）の有効性が報告されており,処置後のPMTC強化とともに,局所抗菌薬の併用は有効と考えられる[16].

　一方経口抗菌療法は,ハイリスク症例に対してより優れた効果を発揮すると考えられ,特に広汎型重度歯周炎へのOS-FMDとの併用は合理的治療法と思われる[17].Ronderosらもリスク評価に関する総説のなかで,将来的にフルマウスディスインフェクションと特異的細菌検査に基づいた抗菌療法が,治療効果や予知性を向上させるのに大きな役割を果たすだろうと述べている[18].Guerreroらは,広汎型侵襲性歯周炎患者に対してOS-FMDと経口抗菌療法（メトロニダゾールとアモキシリンの複合投与）の併用の有効性を示した.特に併用療法は,OS-FMD単独療法に比較して,外科治療の必要性が減少する（プロービング深さ5mm以上の部位の4mm以下への減少率が20～30％増加し,平均1.5mmのプロービング深さの減少が認められた）ことが期待できると明らかにした[19,20].これは,宿主免疫低下に起因する20～30％の治療反応性低下が相殺できることを意味しており,またOS-FMDの併用により,抗菌薬の投与量や投与期間を減少させる可能性を有している[16].

　表3に示すように,PMTC下でのFMDと経口抗菌薬の併用は,細菌学的にも合理的といえよう[21].また抗菌薬は,メカニカルなデブライドメント後に実施するのが原則だ[22]が,SRP途中に経口抗菌薬投与を開始するほうが,ターゲットとする細菌に対する薬剤のmop up（ふき取り）効果が増強され,臨床的にも細菌学的にも効果が顕著なことも報告されている[23].したがって,歯周病原細菌の伝播や菌血症の予防を目的に,FMDと同時あるいはFMD開始前から積極的に経口抗菌療法を行うことも有効かもしれない[24].

表3　FMDにおける付加的治療の細菌学的効果（Carvalho, et al., 2005.[21]）

Group	Red complex Counts　％	Orange complex Counts　％	Beneficial species Counts
FMD			
FMD + M	↓		
FMD + PC	↓　↓	↓　↓	
FMD + M + PC	↓　↓	↓	↑↓

FMD：SRP（1h）6回/2W　　　　　　　↓：reduction
M　：メトロニダゾール10日間　　　　　↑↓：mimimal change
PC　：PMTC　1回/W　3M

6 歯周基本治療応用のディシジョンメイキング

Chapter 2 ― 歯周基本治療の考え方とバリエーション

Initial Preparation Based on New Evidences

感染の機序とその診断

ここまで，本書では歯周基本治療を複数回に分けて行う従来の概念とそのエビデンス，そして1回でSRPと口腔内の消毒までを行うFMDの概念とエビデンスについて述べてきた．では，どのようにこれら治療を使い分けるべきなのであろうか？

本章では，この問題について考えてみたい．

1 ― 感染がどのようなタイプであるかの診断

歯周病は感染症である．咬合などの力の因子はあくまでリスク因子であり，もし力の因子によって歯周病が発病するのであれば，矯正治療というものは存在しえない．力の因子と歯周病の発症に関しては，1980年代頃までに議論がし尽くされており，ここでは詳細は触れないが，歯周病は何らかの感染があって，初めて発症する疾患なのである．こうしたことを踏まえ，ここでは，まず感染症の分類とはいかなるものであるかということについて，述べてみたい．

感染症には，内因性感染と外因性感染の二つがある[1]（図1）．内因性感染とは，宿主に常在している微生物によって症状を起こす感染症であり，宿主の抵抗力の低下（加齢，全身疾患）や，清掃不良など，あるいは双方によって常在菌が増加することで発生する．一般には易感染宿主に起こる日和見感染，菌交代症，異所性感染がこれに該当する．口腔内においては常在している弱毒菌がプラーク内に存在している．このプラークが歯周病原細菌の温床となり，グラム陰性桿菌の細胞壁構成成分である lipopolysaccharide（LPS）のリピドA[2] といわれる脂質などが病原因子となって，歯周病の症状を引き起こすことになる（図2）．LPSは細胞壁から容易には遊離せず，細胞死によって細胞壁が破壊されることで遊離してそれが宿主の細胞などの生体に作用することで毒性を発揮する．つまり細菌が外に分泌する毒素ではなく，菌体に内在する毒素が，内毒素と呼ばれる所以である．LPSは熱的・化学的にも安定しており，通常の滅菌に用いられるオートクレーブや乾熱滅菌では不活化することができない．不活化には250℃で30分間の感熱処理を必要とする．LPSは菌種により強弱はあるものの，どの菌種由来の内毒素も共通した生物学的活性を示す（表1）．とくに，ほとんど抗原性をもたないことが注目される．その理由は，ヒトでは生まれて間もなく腸管内にグラム陰性桿菌が常在すること，また内毒素が宿主を保護する役割ももっており，たとえば，IgMは細網内皮系細胞に

53

内因性感染	生体に常在する細菌が清掃不良や加齢による免疫低下を原因に増加して炎症が生じる． 例）歯肉炎，慢性歯周炎 　　一般疾患；誤嚥性肺炎，帯状疱疹，義歯性カンジダ症
外因性感染	健常者には存在しない，あるいは非常に少ない微生物に感染して炎症が生じる． 例）侵襲性歯周炎，重度広汎型慢性歯周炎 　　一般疾患；インフルエンザ，性感染症（AIDS）など

図1　内因性感染と外因性感染とは

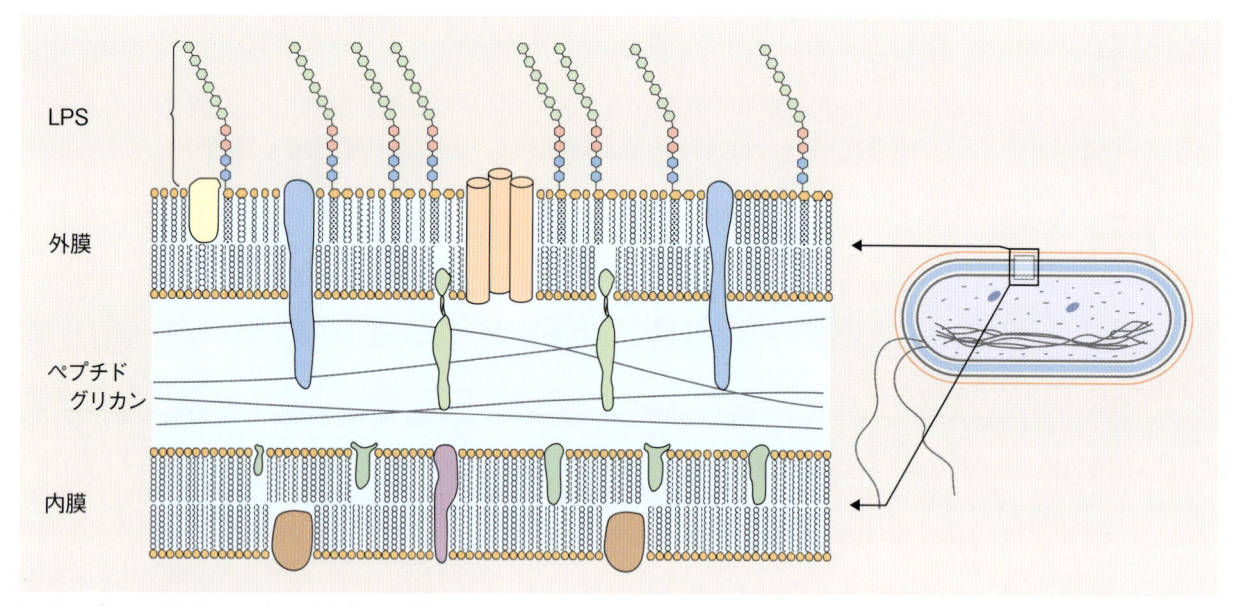

図2　グラム陰性菌のLPSの存在部位と構造

表1　LPSの特徴と生理活性

耐熱性があり，抗原性はほとんどない→抗体ができない．
菌体の破壊によって遊離される．菌の種類によらず生物学的活性はほとんど同じである．
マクロファージなどに結合して補体の活性化，白血球の活性化，血管内皮細胞の障害，汎発性血管内凝固，抗体産生促進等をする．その結果，サイトカインが産生され多くの生物活性が発現し，発熱などが起こる．
敗血症性ショックを起こす（致死性ショック）．
破骨細胞を活性化し骨吸収を促進する．
ある種のβ-ラクタム系抗生物質の投与によりグラム陰性菌が破壊されると，生体に内毒素が放出されることによりエンドトキシンショックを引き起こすことがある（抗生物質誘導性エンドトキシンショック）．

よる内毒素の貪食を促進することが知られており，加えて内毒素のcoreとなる多糖体に対する抗体は，ヒトがグラム陰性菌でショック死を逃れさせる目的と考えられるなど，細菌内毒素は生体に対してある種の寛容性機序をもっていると考えられている[3]．すなわち，内因性感染による歯周病は，口腔清掃の不良，あるいは宿主の免疫応答の低下（全身疾患や加齢）によって相対的に細菌プラークが蓄積し，加えてLPS等の細菌内毒素が遊離され，そのことによって白血球系の免疫応答が起こり，これらによって微弱な破壊が緩徐に進む状態なのである．すなわち，Löeらが1965年に示したように[4]，口腔清掃を実施しなければ歯肉炎が惹起され，口腔清掃を再開すれば歯肉炎は消失することから，多くの歯周病の初発因子はプラークであり，歯肉の炎症はその結果なのである．炎症が結合組織性の付着を破壊すれば，後戻りすることはできずに歯肉炎から歯周炎に進行するのである．

一方，通常は生体内に存在しない微生物が，生体内に侵入することによって感染が起こるものを，外因性感染と呼ぶ．典型的外因性感染症には，性感染症やインフルエンザなどがある．では歯周病における外因性感染とは，どのようなものであろうか？　健常者にはほとんど存在せず，逆に多ければ重篤な歯周炎になるような細菌を歯周病原細菌（Specific Periodontopathic Bacteria）といい，これら細菌の多くは細菌外毒素を分泌する．外毒素は内毒素のように死菌の細胞壁から遊離されたりはせず，生きた細菌から分泌される各種毒素（タンパクやポリペプチド）による．たとえば，破傷風菌であればその外毒素は，神経毒であるテタノスパスミン，ボツリヌス菌であればボツリヌス毒素（ボツリヌストキシン）のように，各細菌によって産生される外毒素は異なり，歯周病原細菌であれば，*Aggregatibacter actinomycetemcomitans* のロイコトキシン（白血球毒素）や，Red Complex（*Porphyromonas gingivalis, Treponema denticola, Tannerella forsythia*）が共通して分泌するトリプシン様酵素などがこれにあたる．つまり，これら外毒素による感染は，抗菌薬などで外毒素を産生する細菌を減少させたり，またこれら毒素を薬液による化学的変性やレーザーによる熱変性で不活性化させることで治療が可能である[2]．またこれら歯周病原細菌は，一卵性双生児において，一方のみしか侵襲性歯周炎が発症しないことや[5]，ある年齢において垂直感染が認められること[6]，また夫婦間において一方を治療したあとに違う菌株の歯周病原細菌が水平感染することが確認されるなど[7〜11]，外因性感染の要素が極めて強いため，AAPの診断基準に家族内集積があることも定義の一つである[12]．

このように，歯周病は異なる二つの感染症要素が混在しており，感染の状態をみるには感染源である細菌の検査と，その免疫応答である免疫検査（2012年現在のところ，一般臨床家が行える検査は歯周病原細菌に対する血清抗体化IgG）を行うことである．

2 ― 内因性感染の要素が強い場合≒歯肉炎，慢性歯周炎の治療とは？

　前述のとおり，内因性感染の要素が強い歯周病の治療原則は細菌の量的規制（総菌数の削減）となる．細菌の除去には，量的規制によるもの，部位特異的な細菌数の規制にするもの（プロービング値の深いところ＝嫌気性細菌の多いところの細菌数削減），菌種の規制（抗菌薬を使用した，排除する細菌をターゲットとして規制するもの）の三つに分けることができる．内因性感染の場合，前二者で適応可能であることから，一般的には口腔清掃指導とそれに引き続いて行われるSRPが治療の原則である（図3）．

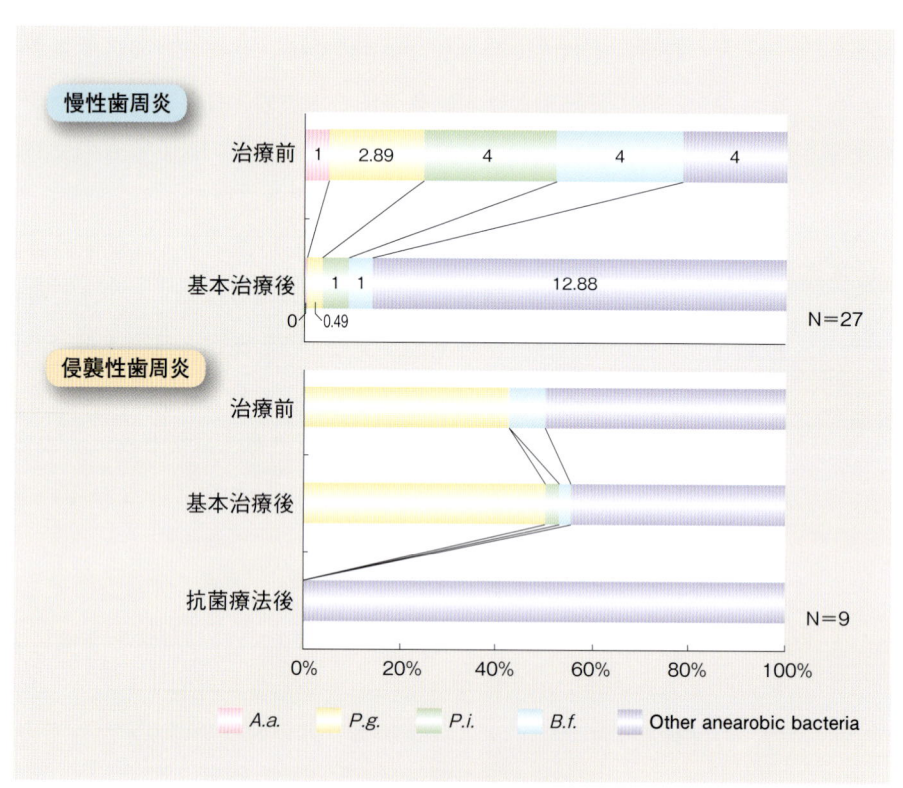

図3　慢性歯周炎と侵襲性歯周炎の基本治療後の細菌巣の変化
（第48回秋期および第50回春期歯周病学会発表データをまとめ，改変したもの[13〜15]）
慢性歯周炎と侵襲性歯周炎の通常の基本治療に対する細菌叢の変化．慢性歯周炎では基本治療によって歯周病原細菌叢は圧縮される（量的規制）．侵襲性歯周炎では，基本治療により総菌数は減るものの，細菌叢は変化しない．このため，基本治療後に抗菌療法を行うことで，質の変化がはかられる．

3 ― 外因性感染の要素が強い場合≒侵襲性歯周炎の治療とは?

侵襲性歯周炎の場合,外因性感染の要因が大きく,量的規制と部位特異的な菌数の減少だけでは対応できない(図3).もちろん,これら口腔清掃治療とSRPも重要であるが,通常の薬物を併用しない複数回に分けて行う歯周基本治療だけでは反応しないことが多く[16],またこれら細菌をブロックに分け部分的に除去しても,同一口腔内から再感染する疑念があることから,抗菌療法の併用や,One-stage Full Mouth Disinfectionの考え方が登場したのは,前項のとおりである.筆者らの診療データ(図4~7)[13~15]でも,抗菌療法とFMDを併用したほうが,細菌学的に有利な結果が得られている.

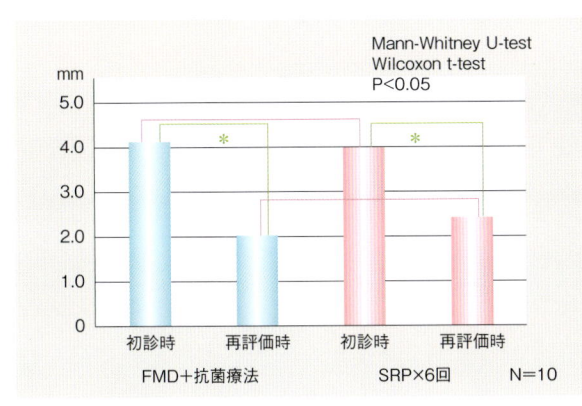

図4 PPD変化の比較〈第48回秋期日本歯周病学会発表データ(吉野ほか,2005.[15])より〉
FMD＋抗菌療法と複数回のSRPでは,プロービング値には統計学的有意差はない.

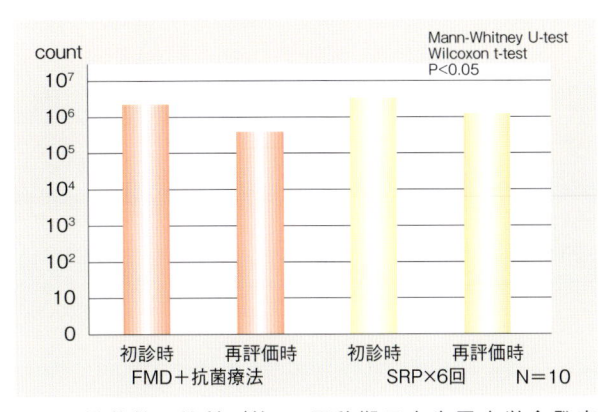

図5 総菌数の比較〈第48回秋期日本歯周病学会発表データ(吉野ほか,2005.[15])より〉
図4と同様,総菌数もFMD＋抗菌療法と複数回のSRPでは差がない.

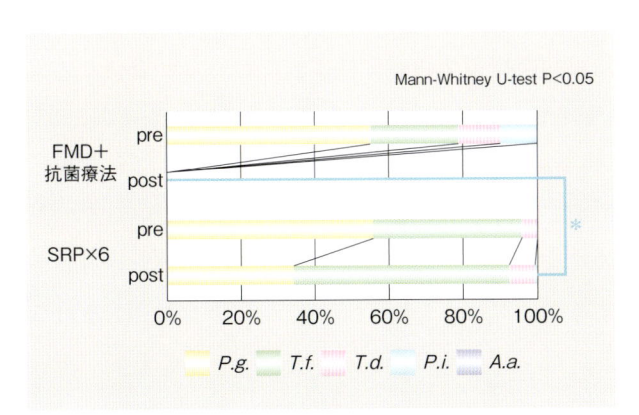

図6 細菌叢の変化〈第48回秋期日本歯周病学会発表データ(吉野ほか,2005.[15])より〉
細菌叢に関しては,FMD＋抗菌療法と複数回のSRPの間に大きな差がある.抗菌療法群では歯周病原細菌が検出限界以下であるのに対し,SRP群ではほとんど変化していない.細菌学的質の変化はSRPのみでは困難である.

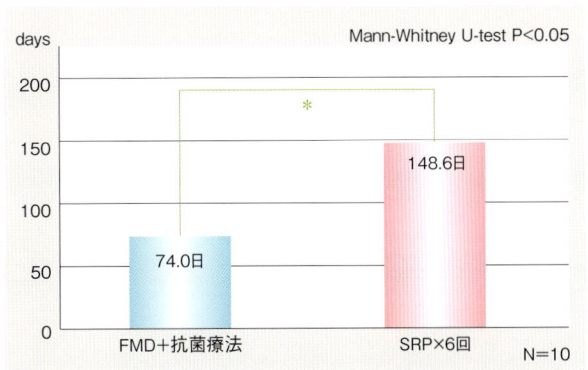

図7 FMD＋抗菌療法と通常SRPの治療期間の比較〈第48回秋期日本歯周病学会発表データ(吉野ほか,2005.[15])より〉
FMD＋抗菌療法群では,初診から口腔清掃指導,FMD,4週の抗菌療法,1か月の経過観察期間,さらに2回目の細菌検査まで含めても,従来の複数回のSRP型治療の再評価検査までの約半分の治療期間である.このことから,非常に治療効率がすぐれているといえよう.

6―歯周基本治療応用のディシジョンメイキング

4 — 発症前診断と発症前治療

　では，歯周病原細菌が生体内に侵入し，定着あるいは伝播しているものの，狭義の感染には至らずに発症していないような場合は，どうするのであろうか？　侵襲性歯周炎の定義には家族内集積というものがあり，歯周病原細菌を保菌していても発症していない場合，または治療によって症状が寛解していても，感染が生じるのに十分な歯周病原細菌を保菌しているという状態もあり得る．このような患者を発見し，治療することを「発症前診断と発症前治療」といい[17]，胃潰瘍や胃がんの原因菌となるピロリ菌の発見と除菌がまさにこれにあたる．現在の発達した細菌検査により，このような治療も行うことは十分可能である（図8～15，表2，3参照）．

5 — 歯周病と全身疾患の合併症例

　次に，侵襲性歯周炎と病態が似ているものとして，糖尿病などの宿主の免疫の低下する全身疾患などで，歯周病が悪化あるいは重篤化している状態があげられる．本来は慢性歯周炎であるが，こうした全身疾患によって歯周病が悪化している場合がこれにあたる．この場合，必要に応じて抗菌療法が選択されることもある．このときも，内科医などとの連携をはかることが重要であり，決して歯科医師のみで全身疾患を管理しようとしてはならない．

6 — 耐性菌の発見と菌感受性試験

　もし，検査同定した歯周病原細菌がある薬物に対して耐性をもっていることが判明した場合，あるいはその細菌に対して最も効果的な抗菌薬の感受性試験を行いたい場合，感染症治療としては，ターゲットとなる細菌を培養してこれら菌感受性試験を実行するのだが，現在のわが国ではこれを行うことは困難である．2012年現在，商業ベースでこれらの検査は行われていないため，検査会社に個別に案件を依頼して行うほか方法がない．そのため，筆者らは抗菌療法を行って2回目の検査の結果，稀ではあるが抗菌療法前よりも細菌が増えてしまった場合，抗菌薬で攻撃するターゲットを変えて，しかも複数の箇所を攻撃する（たとえば，アモキシシリンとメトロニダゾールの複合投与など）[18,19]ことで，現在のところ問題を解決している．

7 — 治療効率という概念

　FMDには，もう一つ再感染の防止以外に治療効率という概念も存在する．術者と患者の疲労という点を除けば，1日でSRPが終了することは早く次の治療段階である最終補

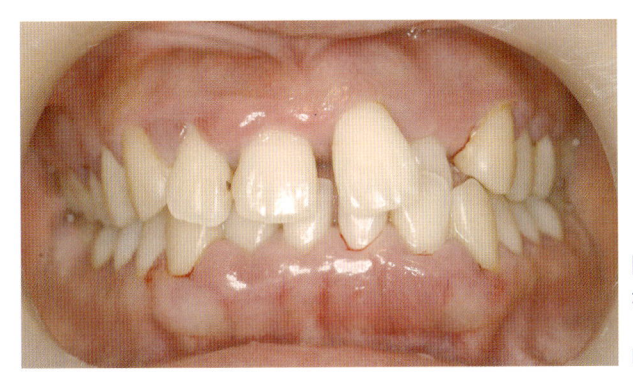

図8 発症前診断と発症前治療にまつわる姉妹の症例
姉は初診時全顎的に炎症がみられ，前歯部は所々で自然出血している．かなり強い口臭があり，1̅ は，骨吸収により病的移動が起こっている．

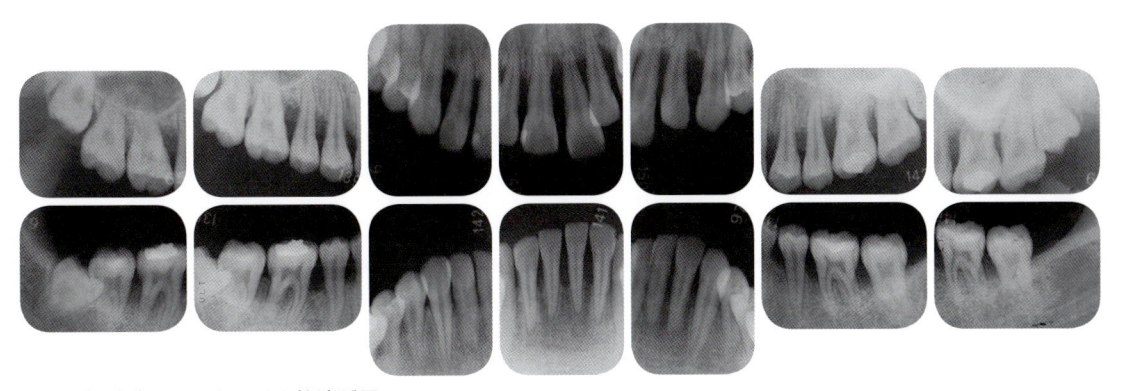

図9 初診時のデンタル14枚法所見
全顎的に著しい骨吸収を認め，20歳という年齢に対しては，非常に骨吸収が進行している．

表2 姉の細菌検査結果
いくつかの歯周病原細菌が基準値を上まわっている．抗菌療法とFMD後は，すべての歯周病原細菌を除菌することができた．

2月3日	菌数	割合	正常値
総菌数	620,000		
A. a.	0	0.00%	<0.01%
P. i.	240	0.04%	<2.5%
P. g.	66,000	10.65%	<0.5%
T. f.	9,400	1.52%	<0.5%
T. d.	6,600	1.06%	<5.0%

抗菌療法+FMD後

4月15日	菌数	割合	正常値
総菌数	1,900,000		
A. a.	0	0.00%	<0.01%
P. i.	0	0.00%	<2.5%
P. g.	0	0.00%	<0.5%
T. f.	0	0.00%	<0.5%
T. d.	0	0.00%	<5.0%

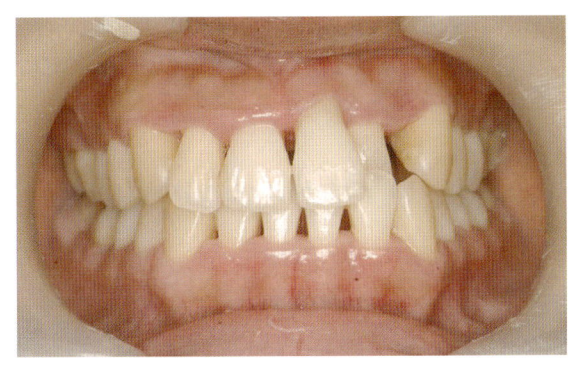

図10 抗菌療法併用のFMD後
歯肉の発赤，腫脹および歯の病的な移動の改善を認める．

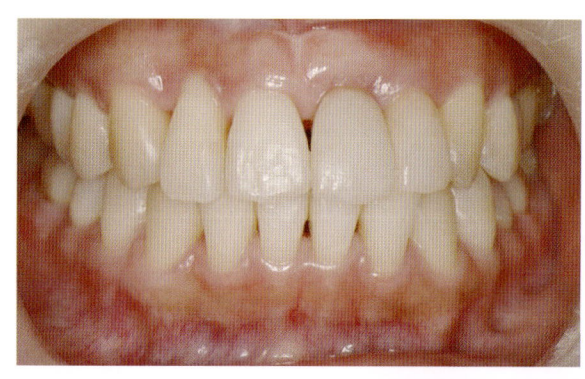

図11　矯正，再生治療を経てメインテナンス時
安定した歯周組織を維持している．

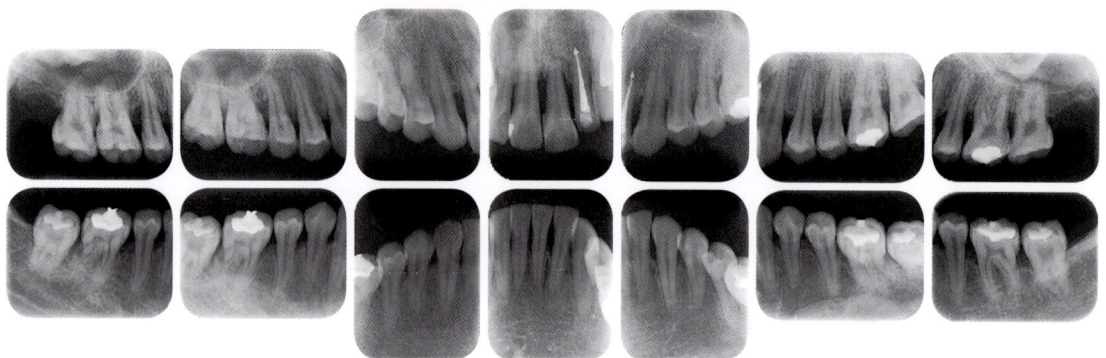

図12　同メインテナンス時のデンタル14枚法所見
再生療法と矯正によって，骨組織も安定している．

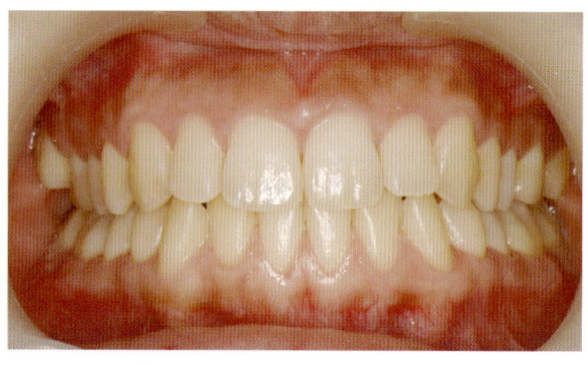

図13　妹の口腔内所見
当時17歳．肉眼的には特に問題はない．

表3　妹の細菌検査の結果
妹は，侵襲性歯周炎を発症する前の段階で，多量の歯周病原細菌が検出され，これら菌の転移と定着は認めたものの，発症前であった（発症前診断）．
アタッチメントロスはないので，抗菌療法と口腔清掃指導を行った結果，下段のようにほぼ除菌が達成された．

抗菌療法＋口腔清掃指導後

5月29日	総菌数	割合
総菌数	140,000,000	
A. a.	590	0.00%
P. i.	18,000	0.01%
P. g.	1,800,000	1.29%
T. f.	60,000	0.04%
T. d.	110,000	0.08%

7月12日	総菌数	割合
総菌数	28,000,000	
A. a.	0	0.00%
P. i.	0	0.00%
P. g.	0	0.00%
T. f.	80	0.00%
T. d.	0	0.00%

家族歴

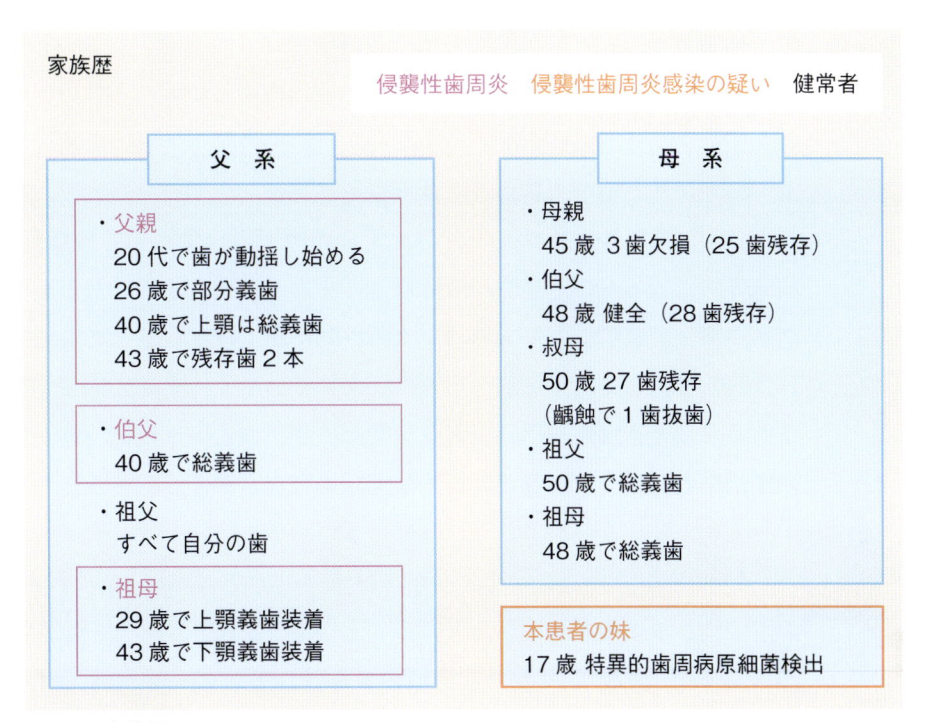

侵襲性歯周炎　侵襲性歯周炎感染の疑い　健常者

父系
- 父親
  20代で歯が動揺し始める
  26歳で部分義歯
  40歳で上顎は総義歯
  43歳で残存歯2本
- 伯父
  40歳で総義歯
- 祖父
  すべて自分の歯
- 祖母
  29歳で上顎義歯装着
  43歳で下顎義歯装着

母系
- 母親
  45歳 3歯欠損（25歯残存）
- 伯父
  48歳 健全（28歯残存）
- 叔母
  50歳 27歯残存
  （齲蝕で1歯抜歯）
- 祖父
  50歳で総義歯
- 祖母
  48歳で総義歯

本患者の妹
17歳 特異的歯周病原細菌検出

図14　家族歴
感染経路の推察のため，患者一族の問診をとった．姉妹の両親はともに健在で現在は母親と姉妹が3人で生活している．両親と妹に全身的な特記事項はない．父親は，20代で歯が動揺しはじめ，43歳で残存歯が2本である．父方の叔父も，すでに40代で歯周炎によりすべての歯を喪失しており，総義歯である．
よって，父方からの垂直感染による家族内集積が強く推察される．

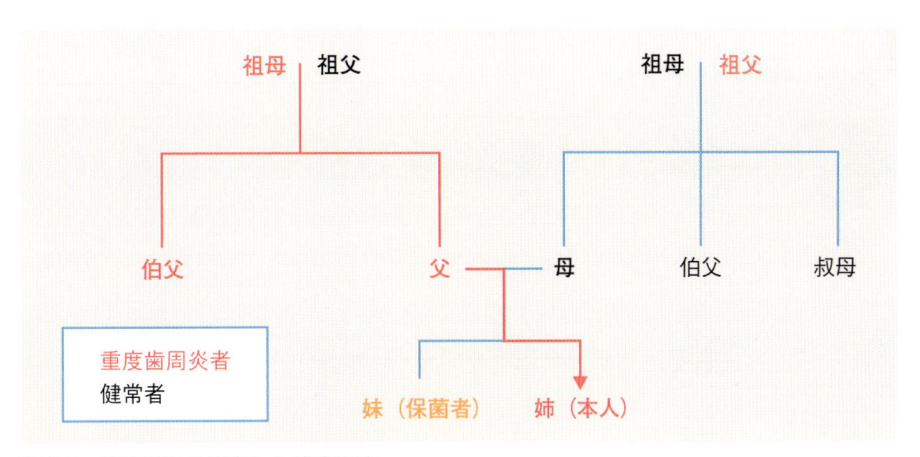

祖母　祖父　　　　祖母　祖父

伯父　　　父　　母　　伯父　　叔母

重度歯周炎者
健常者

妹（保菌者）　姉（本人）

図15　家族歴から推察した感染経路
想像されうる，父方からの感染経路．妹は保菌者であったが，発症前治療によって現在も健常である．

綴や歯周外科，あるいは軽度の歯周病の場合はメインテナンスに移行できる．1日でSRPを終了させる労力を排除するためには，各種の新しいデバイスの応用，たとえば診断装置としてコンビームCTを用いて，あらかじめ歯肉縁下の形態や歯肉縁下歯石の位置を熟知しておいたり，治療用機器（超音波機器，各種レーザーなど）で，効率よく低侵襲でオーバーインストゥルメンテーションせずに治療でき，加えて各種鎮静法（内服によるもの，笑気ガスによるもの，静脈内鎮静など）を併用したりすることがあげられる．こうしたテクノロジーの進歩によって無理なく治療効率を上げて行うことも可能な時代になった．これは決して患者の希望に基づくものばかりではなく，必要に応じて術者主導でも行うことがある．たとえば，顎位の模索や顎関節治療，あるいは矯正治療が併用される場合，歯周基本治療の期間をできるだけ短くしたい場合などがそれである．

FMDの臨床導入

　さて，ここまで述べてきた考え方に基づき，FMDという概念が生まれた．FMDとは，20世紀末までのインプラント治療のように，アンダーグラデュエイトの段階ではまったく教育されていない治療法ではない．基本的には，全顎のSRPを1回で行うこと，そして必要に応じてSRPを行った部位およびすべての口腔粘膜や咽喉頭までを同時に1回で消毒する術式＋各種抗菌薬の投与という治療である．我々が歯科大学で学んだ歯周基本治療の知識と術式および感染治療の基本的な知識の組み合わせとオーダーの再配列によりできる治療法である．FMDが特殊な治療ではないとすると，この術式の利点をどのように生かし，そして欠点を補うようにするか，そして適応症をどこに設定するかということが重要となる．

細菌の量的規制と感染治療の境界線

　上記，歯周治療において細菌の量的規制で対処できる症例と，細菌叢自体を改善することが必要な症例では治療法が異なる．これまで，歯周病は多因子性の疾患であり，数値化が困難であるストレスや，異なる力のベクトルの組み合わせである咬合の因子もあるため，従来はまず口腔清掃指導とSRPが主体となる歯周基本治療によって量的規制を行い，再評価検査により，部位特異的感染や部位特異的な組織破壊に対して外科治療を行う，という流れであった(図16)．この方法で歯周病患者の約8割程度は良好な治癒機転に向かう．さらに，残りの約2割の予後不良症に対しても[20〜22]，抗菌薬の投与，再生療法などのさらなる付加的治療を行うことで対処していた，1次元的な治療指針であった．

　ここで重要なのは，たしかにストレスや精神的な問題は重要なリスクファクターであるが，こと咬合と感染に対する治療は歯科医師にその責任がのしかかるという点である．咬

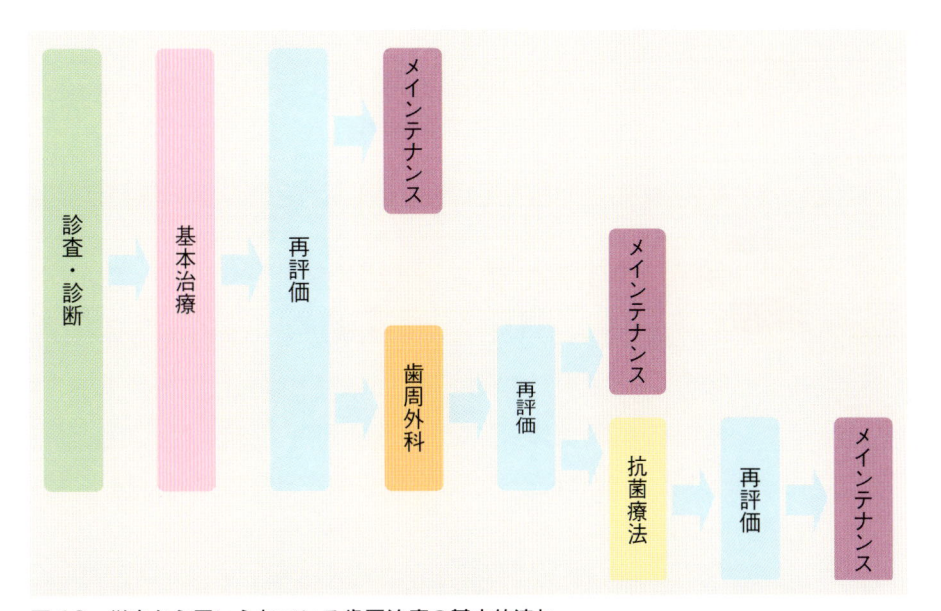

図16　従来から用いられている歯周治療の基本的流れ
数回の再評価にて患者の治療に対する応答を判定し，以後の治療方針が決定される．現在もこの考え方は重要である．

合治療はすなわち歯科医師の本来業務であって，これまでは歯科治療≒補綴治療として捉えられてきた．しかし，感染治療に関しては，感染源の除去としての歯周基本治療は浸透していたが，発達した抗菌薬と保険診療の制約によって，歯科に関しては日本ではあまり定着・発展しなかった．口腔内の感染，とりわけ歯周ポケットからの感染の排除は，歯科医師が本来行わなくてはならない業務である．それがこれまで行えなかったのは決して歯科界の怠慢ではなく，臨床で安価に，かつ特異度と感度の高い細菌と免疫検査ができなかったためである．21世紀になるとリアルタイムPCR法のような質の高い検査法がわが国の臨床に普及し，歯科医師は感染治療を本来業務にすることが可能になった．

診断名で治療方針が決まる；適応症とディシジョンツリー

各種検査によって原因が判明し，診断が下され診断名がつく．そのことによって，医科と同じように誰が行っても同じ原因除去療法が決定されるのが理想である．昨今の歯科治療の矛盾や不信を払拭するためにはこのプロセスが理想である．しかしながら，現時点で歯科医院に来院する患者，特に重篤な歯周炎の患者の述べる不満の多くは，訪れる歯科医院ごと，あるいは歯科医師ごとに意見や治療方針が異なるということである．我々現役世代の歯科医師はともかく，患者はもちろん，患者の家族や今後卒業する歯科医師，歯科衛生士のためにも，これからは治療の科学性に加えて診断の科学性が必要である．検査→診断→原因除去療法までは知識とスキルの研鑽を積んだものであれば，だれでも同じような

結果となるのが科学である．筆者らリサーチグループが考案する歯周病患者に対するディシジョンツリーを，図17 に掲げた．従来の1元的な流れから，2元的あるいは3元的な広がりをもたせてある．またこれらの根拠となる，8年以上かけて得られた筆者らリサーチチームの調査結果のごく一部も参照されたい（図3〜7参照）[13〜15]．

細菌検査方法とサンプリング方法

　図17にあるように，特に抗菌療法とFMDを行う場合は細菌検査が必須である．サンプリング方法の詳細は他章（p.69参照）および成書[23]に譲る．スクリーニングとしてチェアサイドで簡便にできる酵素活性試験，正確な細菌叢の把握には感度と特異度の高いリアルタイムPCR法やPCR-インベーダー法，抗菌薬の耐性を調べるためには培養などと使い分ける．

抗菌療法

　米国歯周病学会には，抗菌療法のガイドラインとなるPosition Paperが存在し[24]，またわが国でも日本歯周病学会からは「歯周病患者における抗菌療法の指針」[25]として書籍が出版されて，筆者も本指針作製ワーキンググループメンバーとして参加している．しかし，2012年時点では，歯周病原細菌の保菌者に対する感染症治療としての抗菌療法はわが国の保険医療制度では認められていない．いわゆる自費治療であるため，抗菌療法は歯科医師の自己責任と患者の同意のもとに行われている．抗菌療法に関するエビデンスは海外では1970年代頃よりテトラサイクリンやメトロニダゾールを中心としてほぼ確立されているが，新しい抗菌薬，特にニューキノロン系薬剤などはその後あまり文献的に示されていない．新しい抗菌薬は極めて効果が高く副作用が少ないよい薬剤であることが医科的には示されているが，その新薬の多くがわが国で開発・発売されているにもかかわらず，ほとんどが歯科適用されていないため，誠に残念ながら歯科医学的な文献的評価はほとんどないのが実情である．今後の法改正や新薬承認に期待したい．ここでは，局所投薬と全身投薬などの分類においてのみ述べ，文献的エビデンスと抗菌薬の決定，副作用とその回避方法は本書の他章（p.77以降）と成書に譲る．

歯科衛生士が主体となるFMD治療の流れ

　術式の選択や薬剤の選択と投与，また麻酔などは歯科医師の責務であるが，FMDの臨床はSRPと同様，その主体となるのは歯科衛生士である．初診からFMDを行うまでの期間は，従来型の基本治療と異なり非常に短期間である．つまり，患者との信頼関係も短い時間で確実に構築しなければならない．そこでFMDに至る処置として，問診・モチベー

治療方針決定のための考え方

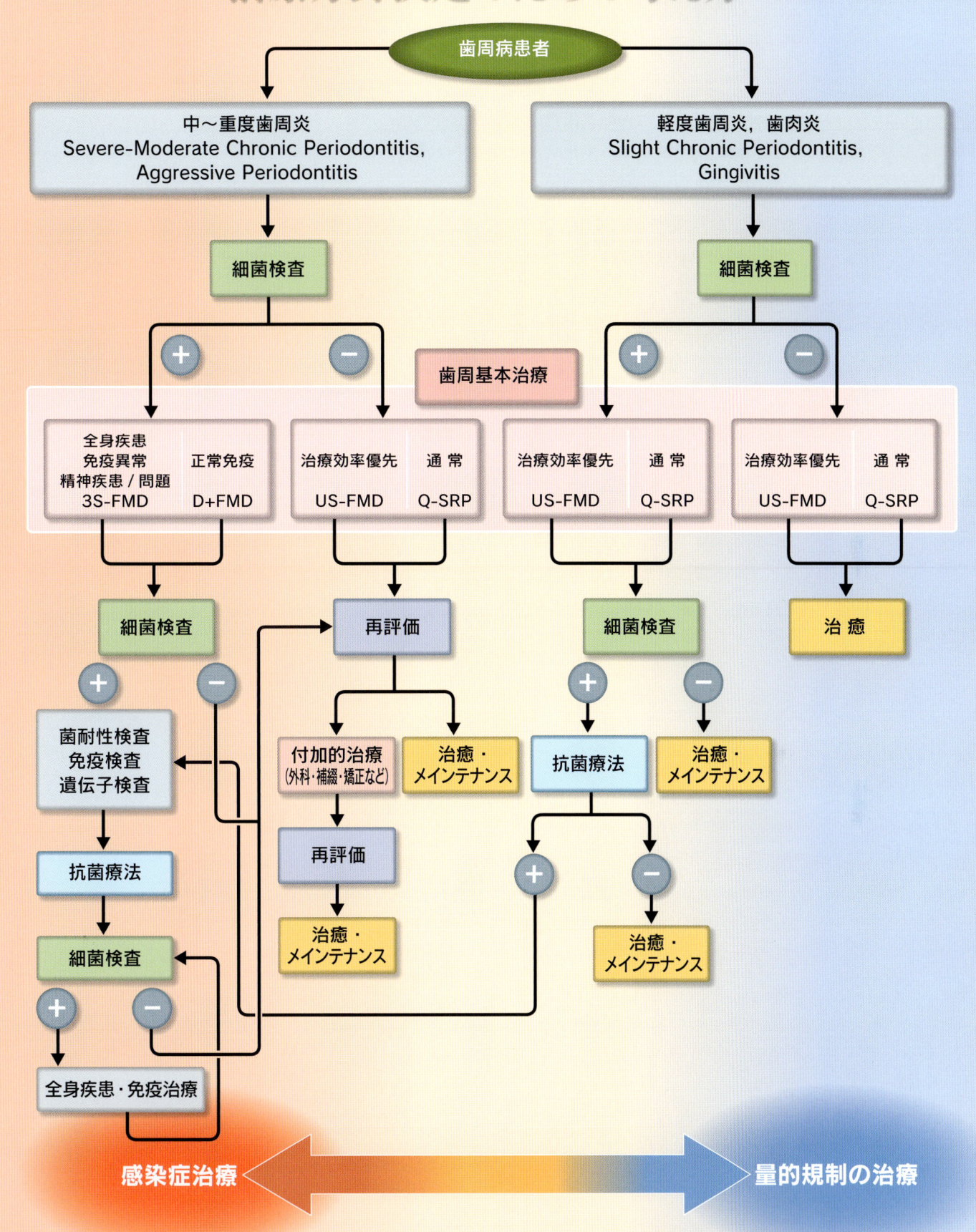

歯周病患者

- 中～重度歯周炎 Severe-Moderate Chronic Periodontitis, Aggressive Periodontitis
- 軽度歯周炎, 歯肉炎 Slight Chronic Periodontitis, Gingivitis

細菌検査

歯周基本治療

+	−
全身疾患 免疫異常 精神疾患/問題 3S-FMD	正常免疫 D+FMD
治療効率優先 US-FMD	通常 Q-SRP
治療効率優先 US-FMD	通常 Q-SRP
治療効率優先 US-FMD	通常 Q-SRP

- 細菌検査
- 再評価
- 細菌検査
- 治癒

- 菌耐性検査 免疫検査 遺伝子検査
- 抗菌療法
- 細菌検査

- 付加的治療（外科・補綴・矯正など）
- 治癒・メインテナンス
- 抗菌療法
- 治癒・メインテナンス

- 再評価
- 治癒・メインテナンス
- 治癒・メインテナンス

- 全身疾患・免疫治療

← **感染症治療**　　　**量的規制の治療** →

図17
現時点で筆者らが提案する歯周治療の治療方針決定のディシジョンツリー．細菌検査の臨床導入で，強い病原性があるか否かを再評価することなく事前に判定する．近い将来実現するであろう遺伝子検査により宿主因子があらかじめ判定できれば，本チャートの欠点である乗り越えている矢印がなくなる可能性がある．

6—歯周基本治療応用のディシジョンメイキング

ションや口腔清掃指導など歯科衛生士の通常業務に加え，従来以上に頻回のカウンセリング，治療説明会の開催，また状況によっては積極的にこちらから患者に電話やメールをして説明したり疑問に答えるなどのコミュニケーションのはかり方が鍵となる．FMDにおいては，歯科衛生士は従来のSRPのとき以上に歯科医師と患者をつなぐ架け橋になれるよう信頼関係を構築することに全力で努めなければならない．FMDそのものは治療拘束時間が長く，患者の不安や恐怖心と疲労が大きいため，オペに準じた患者管理が必要である．その際，歯科衛生士の心理サポートも非常に重要な役割を果たす．

まとめ

　歯周病学的診断の臨床導入によって，歯周基本治療のバリエーションのなかからもっとも適切なものを歯科医療者側が選択する，という考えが可能になった．また治療効率という点においても，基本治療に対する患者の選択肢が与えられることになった．

　これまでは，基本治療後の外科の術式やインプラントを含む補綴治療などに患者選択のウエイトが置かれていたが，今後は初診からよりエビデンスと費用のみならず，治療期間に対してもオーダーメイドな治療が行われることになっていくだろう．

Chapter 3
新しい診断法と治療法

Concepts of
Initial Preparation
Based on New Evidences

1 細菌検査，免疫検査の術式，診断法

細菌検査の位置づけ

　歯周病は多因子性疾患で，細菌因子，環境因子，宿主因子が複雑に絡み合い発症，進行する．そのなかでも重度歯周炎，侵襲性歯周炎および全身疾患に特に影響する歯周炎では細菌因子である歯周病原細菌が大きく関与していることが知られている．

　臨床で細菌検査が必要になるのは，①歯周基本治療に対する反応が不良な場合，②メインテナンス中に歯周炎の進行，悪化が認められる症例の治療方針を決定したり，治療効果を判定する場合，③侵襲性歯周炎・重度広汎型慢性歯周炎患者を診断する場合，④全身疾患を有する歯周炎患者の診断の一助とする場合，⑤歯周病の原因やリスクファクターとして認識させるための動機づけとする場合などがあげられる．細菌検査を行うことで，歯周基本治療の反応が悪い患者に対する抗菌療法などのその後の治療方針決定の一助としたり，全身疾患などの歯周病を進行させる因子や宿主因子が存在する場合の症状を把握するために必要になってくる．また，メインテナンス移行時などに歯周病の再発が疑われる場合に検査を行うことで，抗菌療法適用の必要性なども含めどのような治療法が適切なのか，治療方針決定のために必要となる[1]．

細菌検査施術の注意事項

1 ― 細菌検査を行う時期（図1）

　細菌検査は，原則初診時と再評価時に行う．検査が2回以上必要な理由は，患者のリスク評価，治療効果，治療反応性を正しく判定するために必要になるからである．1回目は原則として介入治療が行われていない初診時が適切だが，患者の同意が得られない場合は少なくとも初診に近い時点で歯肉縁下の処置を行う前（SRPの直前）に行う．2回目の再評価時にも歯周基本治療の成果を確認するために行う必要がある．また，再生療法，インプラント治療の細菌学的リスク判定として用いることも，術後のトラブルを回避し，治療を円滑に進めるために重要である．

2 ― 注意事項

　細菌検査を行う前に歯周治療の既往歴，初診時に抗菌薬の全身投与・局所投与の

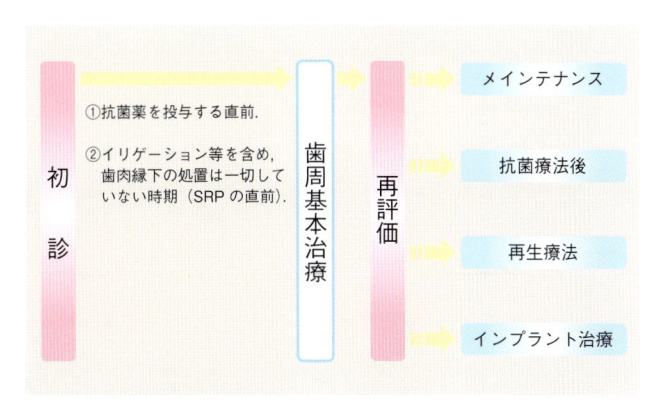

図1　細菌検査を行う時期
正確な検査結果を得るためには，原則として細菌検査は2回行う．
1回目は初診か初診に近い所で歯肉縁下の処置やイリゲーション等を一切行っていない時期に行う．
2回目は再評価時に行い歯周病原細菌の除菌が成功していることの有無を確認する．
3回目以降は，再生療法，インプラント治療の細菌学的リスク判定として任意で行う．

有無，含嗽剤の使用の有無について必ず問診を行う．術前に歯周治療の既往や，抗菌薬，含嗽剤の使用があると，検査結果で偽陰性を示す可能性があり，正しい検査結果を得ることができないからである．初診時に急性症状があり，抗菌薬を処方せざるを得ない場合は，サンプリングを行った直後に抗菌薬の処方を行う．

検査法の選択[2)]

サンプリングの方法は，唾液サンプルとポケットサンプルの二つの方法がある．

1─唾液サンプル

適応は，①全顎的に歯周ポケットが浅く，ペーパーポイントでの検査ができない場合，②歯周病を発症してはいないが水平垂直感染の疑いがあり，発症前診断として活用する場合，③細菌学的スクリーニングとして検査する場合の三つである．なお，唾液サンプルの場合日内変動が大きいため，食事や口腔清掃によって値が大きく変化する（図2）[3)]．そのため，唾液中の細菌数が最も多い起床時に採取することを推奨する（表1）．

2─ポケットサンプル

適応は侵襲性歯周炎，重度広汎型慢性歯周炎，全身疾患関連性歯周炎が疑われる場合で，歯周病原細菌のリスクを判定する場合に歯肉縁下よりサンプリングを行う．

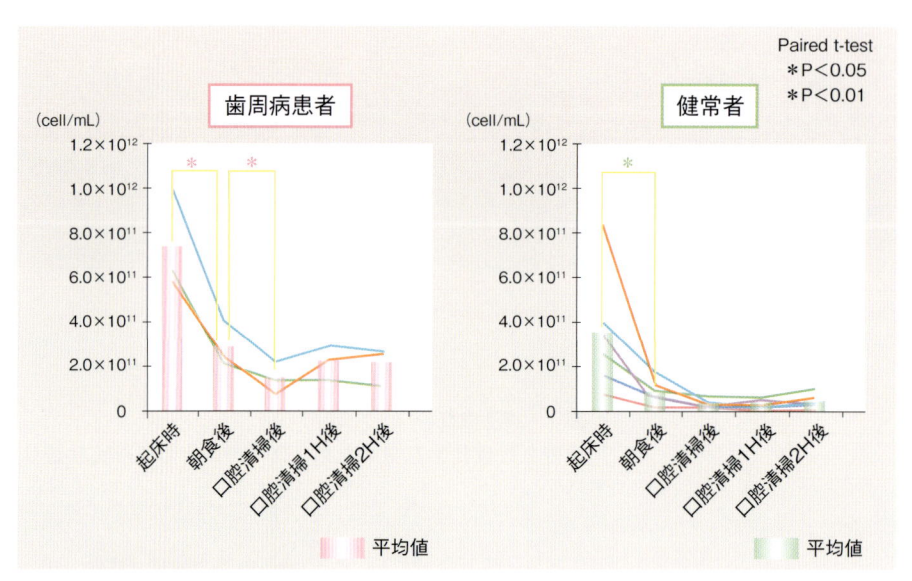

図2 唾液の総菌数 日内変動
歯周病患者も健常者も起床時が一番細菌数が多く，食事をしたり口腔清掃を行うことで口腔内の細菌が減少していることがわかる．

表1 細菌検査当日の注意事項
唾液検査の場合は朝採取し，飲食，ブラッシング，含嗽剤の使用はしない．
ペーパーポイントの場合は含嗽剤の使用のみ気をつける必要がある．

	サンプリング方法	
	ペーパーポイントの場合	唾液の場合
ブラッシング	○	×
飲 食	○	×
含嗽剤の使用	×	×
細菌採取の時間帯	いつでもいい	朝

1) サンプリング部位の選択[4]

以下の①と②の条件を満たし，かつ，初診時に歯周ポケットが最も深い部位を選択する．
① 歯周基本治療中に保存できる歯
② 歯周基本治療中に根管治療などで薬剤の影響を受ける歯，歯根分割など歯の形態が変化する歯は除外

サンプリング部位は必ず歯科医師が決定する．該当部位をマーカーとし，再評価時も同部位よりサンプリングを行い，術前・術後の治療効果を比較検討する．

2) 準備

① 検査用，診療用トレーの準備

検査時に起きるテクニカルエラーを避けることは，検査の精度を上げるのみならず，治

療が介入してしまうと再検査が困難なこと，またコストが掛かってしまうことから十分注意する必要がある．

　トレーは必ず検査用，診療用の二つをそろえる．検査用トレーから使用した器具は，検査用トレーの細菌汚染を防止するため，診療用のトレーに戻すようにする（図3）．

　診療用のトレーには，基本セット，排唾管，クランプ（翼つき），クランプフォーセップス，カット綿，ロールワッテを準備する．検査用のトレーには，デンタルピンセット，プローブ，ペーパーポイントを準備する．検査用トレーから使用した器具は，検査用トレーの細菌汚染を防止するため，診療用のトレーに戻す．

　② ペーパーポイントの準備

　ペーパーポイントは検査用のトレーに出す．細すぎるとポケット底部まで到達せずに折れてしまう可能性があり，太すぎると痛みや出血の原因となるため，我々リサーチグループでは♯45号を推奨している．ケースから取り出す際，ケースにピンセットが触れないようにケースから少しペーパーポイントの頭を出して取り出す（図4）．検査では，ペーパーポイント2本を挿入し採取する．失敗した場合も考慮し，3〜4本余裕をもって出しておく．

　③ 簡易防湿

　ペーパーポイントが唾液に触れてしまうと，唾液を吸収してしまいポケット内に正確に挿入できなくなってしまうだけでなく，唾液中の細菌も測定してしまいポケット内の細菌の評価を正しく行うことができないため，必ず唾液の防湿を行う（図5，6）．下顎の場合は上顎に比べ唾液に汚染されやすいので，より厳密な防湿が必要となる．まず，サンプリング予定歯もしくは隣在歯にクランプをかける（図7）．クランプは翼つきのものを選択する．クランプ装着後，頬，舌側の翼の下にロールワッテやガーゼ，ワッテなどを入れ（図8，9），ワッテを安定させるだけでなく，舌の動きを抑止することができるからである．

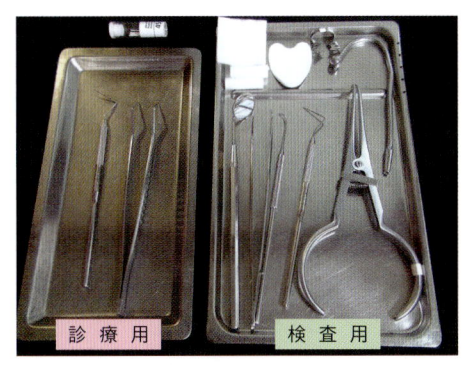

図3　診療用と検査用のトレー
トレーは診療用と検査用の2枚用意する．検査用のトレーから使用したものは清潔域を確保するため診療用のトレーに戻す．

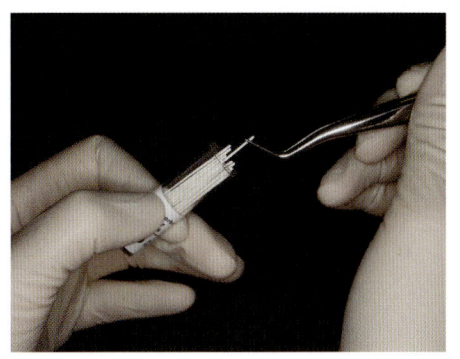

図4　ペーパーポイントの取り出し
ケースに触れないようにペーパーポイントだけ取り出す．

次に舌下にワッテを敷き，舌下小丘付近に排唾管を置き，ワルトン管より排出される腺唾液を直接ブロックする（図10）．耳下腺からも多く唾液が分泌される場合は，ドライパッドなどで防湿を行う（図11）．

④サンプリング予定歯の歯面清掃と唾液の清拭

歯肉縁上に多量のプラークが付着していると，プラーク中の細菌も検査結果に含まれてしまうため，歯周ポケット内の正確な総菌数と細菌叢を検出することができなくなってしまう．そのため，必ずサンプリング予定歯のプラーク除去は十分に行う（図12）．縁上プラークが硬く，綿球で除去できない場合，キュレット等を用いると辺縁歯肉より出血してしまい，歯周ポケット底に正しくペーパーポイントを挿入することが困難になる可能性があるため，ワンタフトブラシなどを使用し，先端の鋭利なインスツルメントは用いない．

⑤ペーパーポイントの挿入

ペーパーポイントが，粘膜，歯，唾液，口唇に触れないようにサンプリングを行う（図13）．ペーパーポイントが測定部位以外に触れてしまうことで，採取した細菌の細菌叢が大幅に変わり，歯肉縁下の細菌叢の評価が正しく行えなくなるため，注意が必要である．

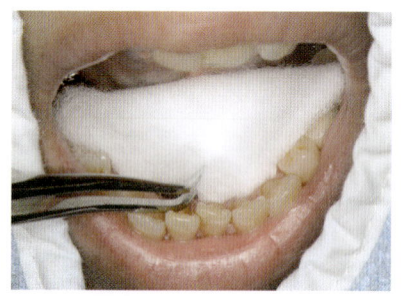

図5 簡易防湿
舌下にワッテを置き唾液がサンプリング予定部位に流れないように注意する．

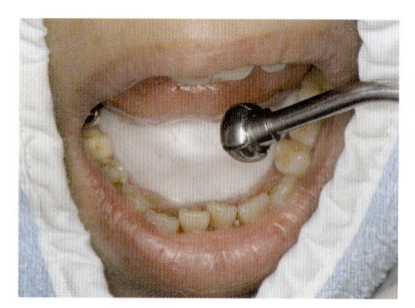

図6 唾液吸引
さらに排唾管を引き，舌下腺からの唾液を吸引する．

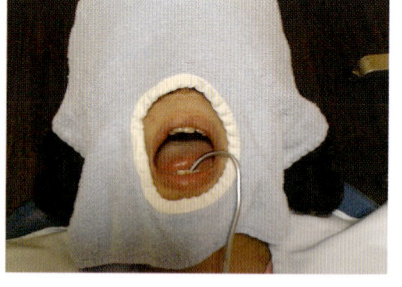

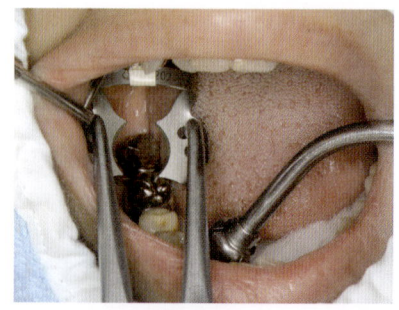

図7 クランプをかける
サンプリング予定歯か隣在歯にクランプをかける．

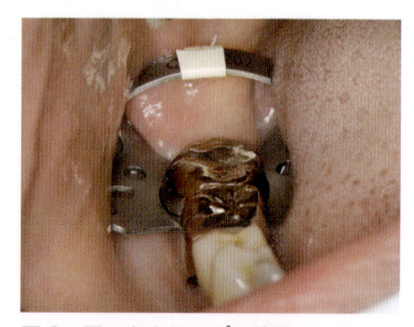

図8 翼つきクランプの使用
翼付きのクランプを使用することで頬粘膜や舌を排除している．

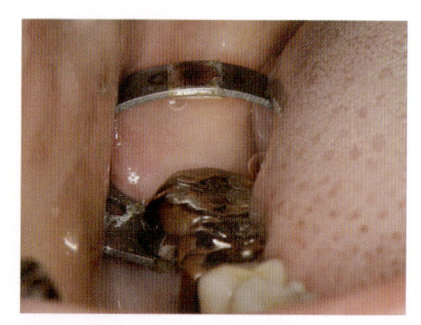

図9 翼なしクランプの場合
翼なしのクランプでは図8のように頬粘膜や舌を排除していない．

サンプリングは滅菌ペーパーポイントを歯周ポケット内に1本挿入し，10秒待ったあとに取り出し，サンプリングチューブのなかに採取する（図14）．同じ操作を2回繰り返し，ペーパーポイントを2本採取する．サンプリングの際は，テクニカルエラーを防止するため，術者とアシスタントの2名で行う（図15）．

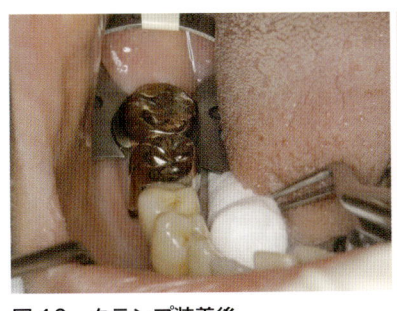

図10 クランプ装着後
頬舌にワッテを入れさらに防湿を行う．

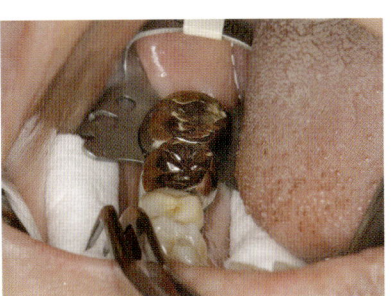

図11 ドライパッドの挿入
耳下腺からの唾液を抑えるためドライパッドを入れる．

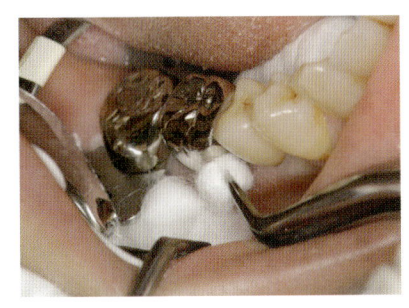

図12 綿球によるプラーク除去
滅菌した綿球で歯肉縁上のプラークを確実に除去する．

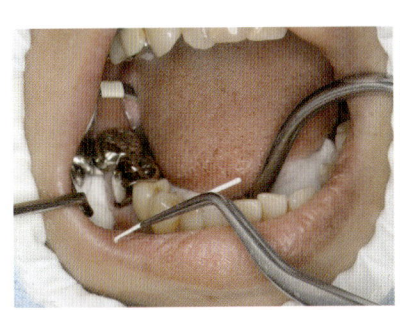

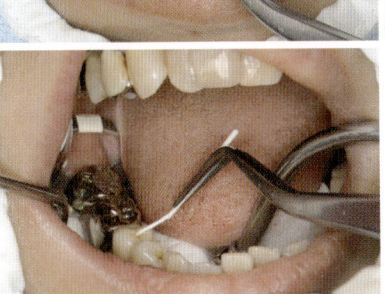

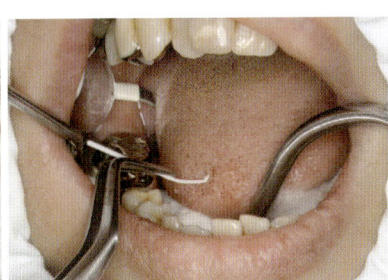

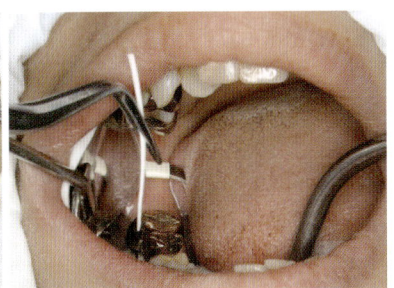

図13 注意すべき点（ペーパーポイントの挿入時）
ペーパーポイントがポケット以外の部位に付着しないよう注意すること．

1—細菌検査，免疫検査の術式，診断法

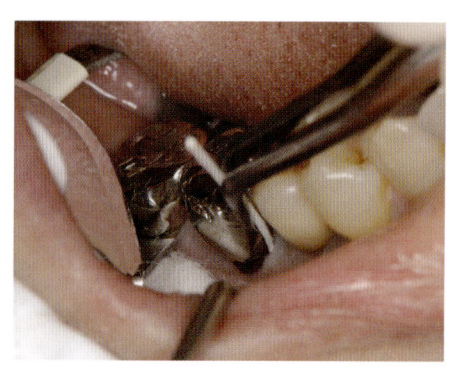

図14　サンプリング
サンプリング部位以外の所につかないようにポケット内に挿入する．採取は2本行う．

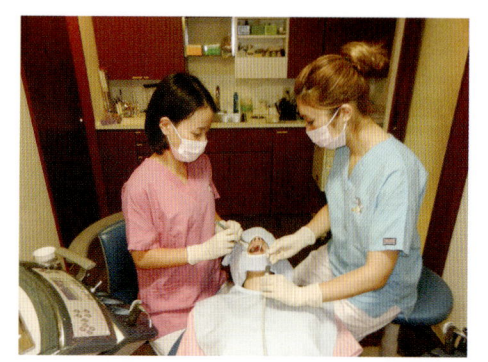

図15　アシスタントをつけての作業
サンプリングの際はエラーを防ぐためにアシスタントには必ずついてもらう．

歯周病のリスク評価のための細菌的指標

　細菌検査に基づいた科学的診断とより効果的な歯周治療を行うためには，どの細菌をどのような基準で評価すればよいのかが問題となる[2]．歯周病の発症・進行に関わる細菌として表2のものが挙げられる[4]．このなかで，Red complex[5] として称される（図16），P. gingivalis, T. forsythia, T. denticola の3菌種と A. actinomycetemcomitans は歯周病との関連が強いため（表3），これらの細菌を中心にモニタリングしていく[6, 7]．

細菌検査結果の診断

　サンプリング後，約2週間で検査結果が返送される．この検査結果を読み解くうえで重要なのが，細菌の菌量と対総菌比率である．歯周病の進行とともに，歯周ポケット内のグラム陰性菌の菌量と菌比率が増加する（表4）[7]．菌量，菌比率の増加と宿主の免疫反応の変化により，歯周病の進行が活動期に変化していくと考えられている．歯周病患者のうち，約8割は通常のプラークコントロールやSRPなどの機械的細菌除去により，グラム陰性菌の菌量が減少し常在菌の割合が上昇し，宿主の免疫機能との均衡が取れ病状が安定する[8, 9]．一方で残り2割の歯周炎は通常の歯周治療への反応が乏しく，物理的・機械的に細菌を除去しても菌量や菌比率が改善しにくいことが報告されている[10]．

　現在，一般開業医が検査できる歯周病原細菌は，A. actinomycetemcomitans, P. gingivalis, T. forsythia, T. denticola, P. intermedia, F. nuc. nucleatum の6菌種である．それぞれの菌量と菌比率の基準値を表5に示す[2, 10〜16]．基準値を上まわると細菌学的リスクが高いと診断される．しかし，リスクが高い＝抗菌療法という考え方は早計である．実際の臨床症状，細菌学的リスク，患者の全身状態，患者の治療への理解度などを複合的に鑑みて従来の歯周基本治療を行うのか，経口抗菌療法やOne-stage FMDを行うのかを診断すべきである．

表2 歯周病原菌の特徴

①歯周病の発症・伝播（転移）に関与する細菌	・Aggregatibacter actinomycetemcomitans ・Porphyromonas gingivalis ・Tannerella forsythia ・口腔内スピロヘータ
②活動期の歯周病変，治療反応性の低い歯周ポケット内に存在する細菌	・Porphyromonas gingivalis ・Tannerella forsythia ・Treponema denticola ・Campylobactor rectus ・Aggregatibacter actinomycetemcomitans
③歯周病の進行，悪化に関与する細菌	・Porphyromonas gingivalis ・Treponema denticola

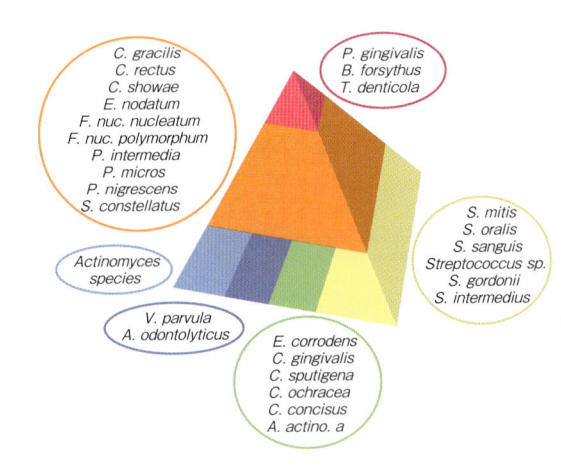

図16 歯肉縁下細菌の図解
(Socransky, et al., 2002.[5])
Socranskyが提唱した歯周病の細菌ピラミッド．ピラミッドの頂点に近づくにつれて悪性度が高くなる．

表3 歯周病原細菌と歯周病の関連

非常に強い	強い	中等度	重感染菌
P. gingivalis	P. intermedia	C. rectus	G (-) enteric rods
A. actinomycetemcomitans	T. denticola	P. micros	Pseudomonas
T. farsythia		F. nuc. nucleatum	Staphylococcus
Spirochetes		E. corrodens	Candida albicans

表4 歯周病の重症度と歯周ポケット内のグラム陰性菌の菌量と菌比率

	菌量	グラム陰性菌比率
健常者	$10^2 \sim 10^3$	15%
歯肉炎	$10^4 \sim 10^6$	15〜50%
軽度〜中等度歯周炎	$10^5 \sim 10^7$	40〜60%
重度歯周炎	$> 10^7$	>80%

表5 細菌検査のリスクの判定基準

	菌数	対総菌数比率
A. actinomycetemcomitance	$< 10^2$	< 0.01%
P. gingivalis	$< 10^3$	< 0.50%
T. forsythia		< 1.00%
T. denticola		< 0.50%
Red complex (P. g. + T. f. + T. d)	$< 10^4$	< 1.00%
P. intermedia		< 2.50%
F. nucleatum		< 5.00%

南カリフォルニア大学 Oral Microbiology Testing Laboratory (OMTL)，台湾高雄医学大学歯学部 データ改変

免疫検査

細菌検査の普及により，歯周病の細菌学的リスクについて定量的かつ客観的な評価を一般臨床家も行うことが可能となった．環境因子に関してはOdds ratioとしてのリスク判定基準が疫学的に数値化されている[16,17]．免疫因子に関してはこれまで治療への反応性や臨床実感など主観的な要素で判定するところが多く，客観的評価が一般臨床家には困難であったが，新しいキット（図17）の開発により数値化が可能になった．細菌が生体内に侵入し，免疫反応が起こると抗体が産生される．このIgG抗体価を測定し，患者の歯周病原細菌に対する免疫力を評価するのが免疫検査である[18〜21]．

ELISA法を用いた血清抗体価検査はMouton[22]，Ebersole[23]らにより歯周病学の領域に導入され，歯周病患者では歯周病原細菌に対する血清IgG抗体価が健常者に比べて優位に上昇していることや，血清IgG抗体価は，歯周炎の進行程度，特に歯周ポケットの深さと歯槽骨の吸収程度と強い相関を認めるなど数多くの報告がなされている[22,24]．また，歯周治療後には各歯周病原細菌に対する血清IgG抗体価が有意に減少することや，抗体価の減少量と歯周外科処置を受けた歯数および治療期間の長さとの間には有意な相関を認めることも報告されている[25]．

細菌検査により感染源の特定を行い，血清抗体価検査で歯周病原細菌に対する抗体価を測定し，二つの数値化された検査結果を照らし合わせることにより，患者の歯周病原細菌に対する免疫検査を客観的に行うことが可能になる．細菌検査で歯周病原細菌が高率に検出されたのにもかかわらず，血清抗体価が低い場合には宿主の免疫異常や低下が疑われ，治療反応性が低いことが予測される．治療介入前に治療反応性を予測できることにより，治療の難治化を未然に防げることは，我々臨床家にとって大きなメリットとなる（表6）．

図17 市販されている血清抗体価検査キット
チェアサイドで簡便に検査を行うことができる．

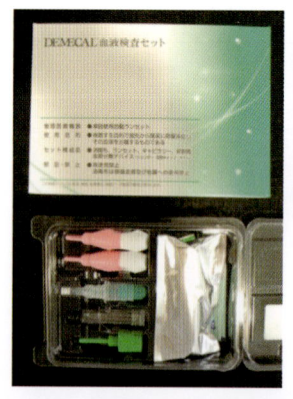

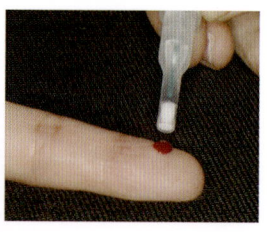

表6 細菌検査と抗体価検査を用いた免疫診断

細菌	抗体	歯周病	免疫機能	
多い	多い	発症	正常	治療への反応性は良好
	少ない	発症（重度）	低下	難治性の可能性あり
少ない	多い	健康	正常	過去に感染の既往あり
	ない	健康	正常	現在まで感染の既往なし
	ない	発症	異常	免疫疾患の可能性あり 先天的：好中球減少症 後天的：白血球・AIDS

Chapter 3 — 新しい診断法と治療法

Initial Preparation Based on New Evidences

2 抗菌療法の考え方, 投薬方法

抗菌療法とは

歯周治療における抗菌療法の考え方は，急性症状緩和や，外科処置後の術後感染防止のための抗菌スペクトルが広い抗菌薬の投薬とは大きく異なる．処方薬も抗菌スペクトルが狭く，より特異的に作用する抗菌薬の選択が必要となり，患者の口腔内の細菌学的評価を詳細に行い，検査に基づいて投薬する必要がある[1]．

歯周病は抗菌療法のみでは治癒しないばかりか，患者の全身状態を管理せずに投薬だけを行うことは非常に危険である．抗菌療法は術前に十分な検査を行ったうえで行うべき治療であることを忘れてはならない．

抗菌療法の臨床有用性

Winkelらは，ハイリスク症例〈重度広汎型歯周炎・Porphyromonas gingivalis（P.g.）感染者・糖尿病患者・心血管障害患者など〉では，歯周基本治療後における経口抗菌療法の併用が有効であると述べている[2,3]．Winkel，MombelliらはRed Complex（P.g.，Treponema denticola，Tannerella forsythia）に感染した重度進行性歯周炎患者の歯周基本治療に経口抗菌療法（メトロニダゾールとアモキシシリンの複合投与）を併用することにより，外科処置の必要性が減少すると述べている[3,4]．また，Buchmannら[5]，Serino[6]らは，Aggregatibacter actinomycetemcomitans（A.a.）感染を伴う広汎型進行性歯周炎や再発性歯周炎に経口抗菌療法（メトロニダゾールとアモキシシリンの複合投与）を併用することにより，歯周炎の進行速度や悪化率は通常の治療に反応良好な慢性歯周炎レベルに抑制できると述べている．このように，ハイリスク患者（表1）に対する抗菌療法は臨床有用性の高い治療法であることが示唆されている．

表1　ハイリスク患者の分類 （三辺，吉野編著，2005.[1]）

① 侵襲性歯周炎患者
② 全身疾患を伴う歯周炎患者（糖尿病や循環器系疾患など）
③ リスクファクターが大きく関与している患者群
　（咬合・喫煙・ストレスなど）
④ 全身疾患に起因する歯周病患者の群
⑤ 全身投薬による歯周組織への影響群
　（降圧剤，抗がん剤など）
⑥ 歯周病原細菌に感染して重篤化した広汎型重度慢性歯周炎
⑦ 保菌はしているものの発症していない者
⑧ これらの複合群

抗菌療法の種類と適応

抗菌療法には，局所投与と全身投与の二つの種類がある（図1）．

局所投与の適応は，臨床症状が軽度の場合，罹患部位が限局した慢性歯周炎，妊娠や全身疾患などで経口投与が行えない場合である．全身投与の検討を行うのは，歯周基本治療に反応しない場合，全身疾患を伴う場合，歯周病原細菌の保菌者で発症前の場合，治療期間の短縮をはかりたい場合が一般的である．また，免疫の異常低下を伴う患者，急速壊死性潰瘍性歯肉炎（ANUG）患者，かつての米国歯周病学会の分類である前思春期性歯周炎，広汎型若年性歯周炎など早期発症型全顎歯周炎患者，歯周病原細菌の保菌者で菌血症による歯性感染の明らかな患者は経口投与を積極的に検討する患者群となる（表2）[1]．

臨床症状，細菌検査の結果に基づき単独で使用するのか，併用療法を行うのかを決定する（図2）．

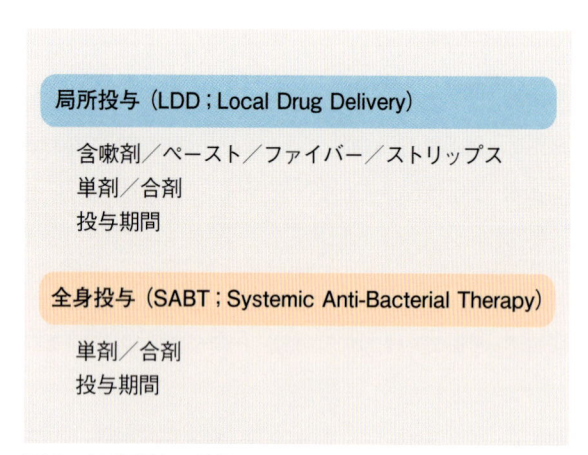

局所投与（LDD；Local Drug Delivery）
含嗽剤／ペースト／ファイバー／ストリップス
単剤／合剤
投与期間

全身投与（SABT；Systemic Anti-Bacterial Therapy）
単剤／合剤
投与期間

図1 抗菌療法の種類

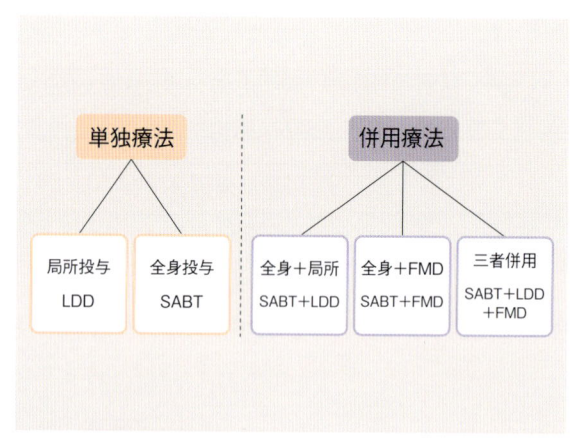

単独療法：局所投与 LDD／全身投与 SABT
併用療法：全身＋局所 SABT+LDD／全身＋FMD SABT+FMD／三者併用 SABT+LDD+FMD

図2 抗菌療法の方法

表2 抗菌療法の選択基準

SABTを選択しない群	・歯周基本治療に反応する群 ・妊婦・全身疾患などでSABTが不可能な患者
SABTを検討する群	・歯周基本治療に反応しない群 ・全身疾患を伴う群 ・歯周病原細菌の保菌者で発症前のもの ・治療期間の短縮をはかりたいもの
SABTを積極的に検討する群	・免疫の異常低下を伴う患者 ・急速壊死性潰瘍性歯肉炎，歯周炎（ANUG） ・Pre-pubertal P., G. Juvenile P など早期発症型全顎歯周炎患者 ・歯周病原細菌の保菌者で，菌血症による歯性病巣感染の明らかなもの （心内膜炎，腎盂炎，心臓循環系疾患など）

局所投与の基本

塩酸ミノサイクリン軟膏を1週間に1回ポケット内に注入し，4週間連続投与することが基本である[7]．1回の注入では，SRP直後のポケット内に薬剤が充満する量を注入することを基本的な目安とする．使用時の注意事項としては，注入圧力が強すぎるとポケット内への注入時に痛みを感じさせる原因となり，圧力が弱すぎるとポケット底部に薬が到達せずに期待した治療効果を得ることができないため，注入圧力には細心の注意が必要である．感作される恐れがあるため，発赤や腫脹などの徴候が現れた場合には，ただちに投与を中止する．また，感染防止のため1患者で1シリンジ使い切りが原則である．

全身投与の基本

経口抗菌薬の投薬に際して問題になるのが，どの抗菌薬をどのくらいの用量でどのくらいの期間処方するのかということと，副作用に対する対応をどのように行うのかということである．

急性症状の緩和や，術後感染防止のための抗菌薬の投薬は，抗菌スペクトルの広い薬剤を使用するが，経口抗菌療法はターゲットとなる細菌に対し特異的に効果を示す狭域スペクトルの抗菌薬が第一選択となる．そのため抗菌薬の選択には，その薬剤が細菌のどこを攻撃し，殺菌的もしくは静菌的に作用するのかを熟知する必要がある（図3，表3）．

抗菌薬の選択では，ターゲットとなる細菌への感受性が高いかどうかということも重要であるが（図4，表4），最優先すべきことは患者の全身状態と日常生活に支障をきたさない薬剤を選択することである．投与期間が長くなるため，患者自身の体にも少なからず

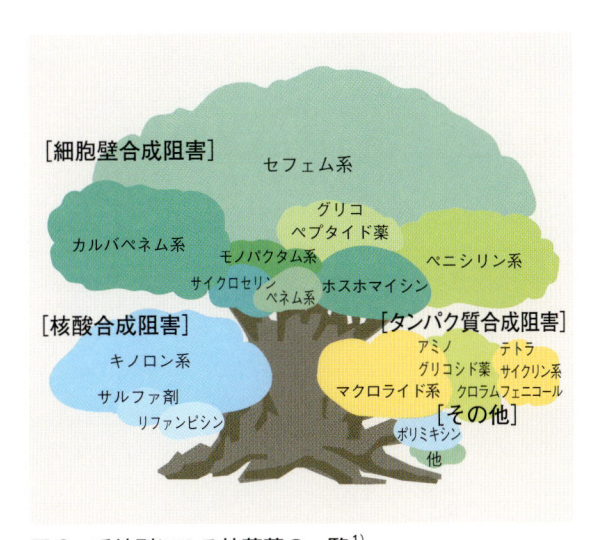

図3 系統別にみる抗菌薬の一覧[1]

表3 抗菌薬の種類と作用

分類	薬剤
細胞壁合成阻害薬	1. ペニシリン系 アミノペニシリン（アモキシシリン）以外，グラム陰性桿菌嫌気性細菌に効かない．殺菌的． 2. セフェム系（メイアクト） 第1，2世代はグラム陰性桿菌嫌気性細菌に効かない．殺菌的．
タンパク質合成阻害薬	3. テトラサイクリン系（ミノマイシン，ビブラマイシン，アクロマイシンA） 硬組織（象牙質，セメント質）・歯肉溝滲出液へ移行性高． 静菌的作用． 組織破壊酵素の阻害作用あり．めまいなど副作用大． 4. マクロライド系 アジスロマイシン（ジスロマック） 免疫細胞内に取り込まれ，投与量以上の効果．副作用が少ない． 文献的評価はまだ少ない．
核酸合成阻害薬	5. ニューキノロン系 フロキサシン・レボフロキサシン（クラビット） 殺菌的（DNA合成阻害剤）．嫌気性菌に特異的に効く．酸性消炎鎮痛剤と併用不可．
その他	6. メトロニダゾール（フラジール） 微生物のもつニトロ還元酵素によってニトロソ化合物に変化し殺菌作用を発現．嫌気性菌に対する抗菌力強．

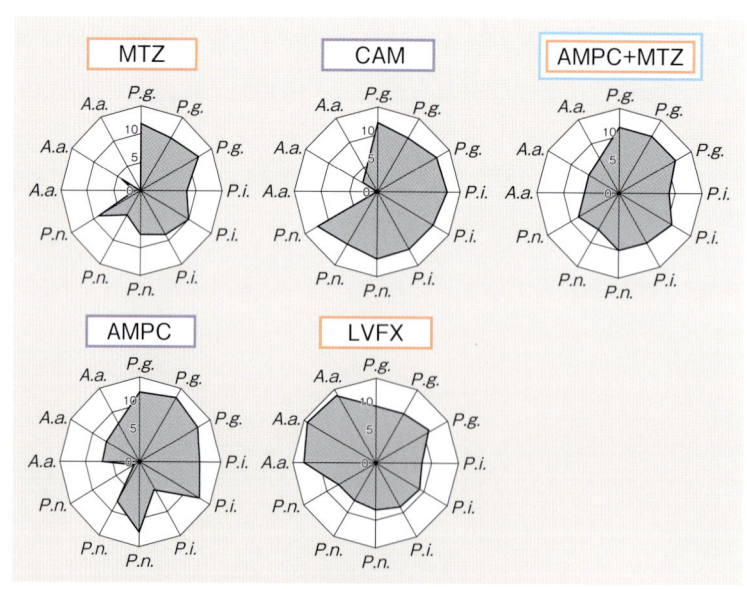

図4 抗菌スペクトルに基づく薬剤選択（小川，2004.[8]）
MTZ：メトロニダゾール　　AMPC+MTZ：アモキシシリン＋メトロニダゾール
CAM：クラリスロマイシン　LVFX：レボフロキサシン
AMPC：アモキシシリン

負担がかかる治療である．患者の抱えている全身疾患，それに伴う常用薬との相互作用，肝機能，腎機能の障害や機能低下の有無によっては投薬そのものが患者の全身状態を悪化させる可能性があるため，患者の抱えているリスクを評価するために，投与前の詳細な内

表4　各細菌に対する各種抗菌薬の抗菌力（中川ほか，2005.[9]）
AZM：アジスロマイシン，LVFX：レボフロキサシン，AMPC：アモキシシリン

	AMPC	LVFX	AZM
S. mitis ATCC 9811	0.03	2	0.5
S. mutans ATCC 10449	0.06	2	0.25
S. oralis ATCC 10557	0.06	2	0.5
S. sobrinus 6715	0.016	1	0.25
S. gordonii Challis	0.06	1	0.25
P. gingivalis ATCC 33277	0.016	0.12	0.25
P. gingivalis 16-1	0.008	0.12	0.25
P. gingivalis TDC 286	0.016	0.12	0.25
P. gingivalis W50	0.016	0.25	1
A.a. Y 4	1	0.016	1
A.a. ATCC 33384	0.5	0.016	4
A.a. ATCC 29523	1	0.03	16
A.a. ATCC 29524	1	0.03	4
A.a. JP 2	0.12	0.016	1
A.a. 310 a	1	0.03	8
F. nucleatum #2	0.03	1	1
F. nucleatum #20	0.03	1	1
T. forsythensis ATCC 43937	0.03	1	2
P. intermedia ATCC 25611	0.06	0.5	1
P. nigrescens Q1	0.03	1	0.25
P. nigrescens I2	0.016	0.12	1

科的・精神科的問診が必要である．内科的問診[10]は，医科既往歴や投薬歴だけではなく全身症状からさまざまな器官の症状まで詳細に聞き，全身疾患のリスクだけではなく，患者の抵抗力や免疫力の推察に役立てる(表5)．

精神科的問診[10]は，しぐさ，筆跡，これまでの治療歴，現在の状況から患者の性格を把握し，精神的因子の推察を行ったうえで患者の性格や意思決定の順序などを問診する(表6)．精神科的問診を行うことにより，治療に対する理解度，協力度，治療に対して何を優先と考えているのか，治療への家族の協力が得られているのかなどを判断することができる．

また，患者のライフスタイルを考慮することも忘れてはならないポイントの一つである．薬剤によっては，めまい，吐き気，光線過敏などの副作用があるものもある．車の運転や精密機械の操作，紫外線を浴びる職業に従事している人に対し，このような副作用のある薬剤を処方した場合は仕事に支障をきたす可能性があるので，職業，就労状態などに関しても十分な問診が必要である．

表5　内科的問診事項
① 身長
② 体重
③ 全身症状：倦怠感，疲労感，不眠，微熱
④ 皮膚症状：ほてり，のぼせ，寝汗，かゆみ
⑤ 神経症状：頭痛，めまい，肩や首のこり，背や腰の痛み，手足のしびれ等
⑥ 感覚症状：耳鳴り，眼精疲労
⑦ 呼吸器症状：息切れ，呼吸困難，のどの閉塞感，慢性の咳など
⑧ 泌尿器症状：頻尿，残尿感など
⑨ 消化器症状：便秘，下痢，排泄間隔など
⑩ 生殖器症状：月経不順，月経困難，不妊症（男性も含む），前立腺肥大
⑪ 投薬歴，全身的既往歴
⑫ 二親等以上の正確な免疫情報，全身疾患および死亡原因

表6　精神科的問診
① 患者の性格の把握
② 社会的地位の評価
③ 家族内での意思決定順位の評価
④ 患者の意思の評価

　そして，薬剤は決められた時間に，決められた用量を服用することが原則である．大幅な時間のズレや，服用忘れや用量以下の服用があると，十分な薬効が得られないばかりか，耐性菌という新たな問題を引き起こしかねない．夜勤などの生活が不規則な職業に就いている患者への処方は服用時間が厳守できることが前提となるため，こちらも十分な問診を行ったうえで投薬内容を決定する必要がある．嗜好品との飲み合わせにより作用が減弱，増強したり，他剤との併用により為害作用が出現することもあるため注意が必要である(表7)．

　このように，抗菌療法の薬剤決定にはまず，患者の全身状態，ライフスタイルが優先考慮事項になる．そのうえでターゲットとする細菌に特異的に効力のある抗菌薬を選択することが投与の基本である．

　また，薬剤選択は細菌検査の結果に基づいた投薬が大原則である．全身状態，ライフスタイルを考慮し，検出された菌に対して特異的に作用する薬剤を選択する．抗菌薬の選択基準，投与量，投与期間に関しては表8，9に記す[1, 10]．

投与の注意点

　抗菌療法を成功に導くためには，患者の協力も必要不可欠である．詳細な問診に協力的ではない場合，治療の重要性，服薬コンプライアンスの重要性が理解できない場合は，たとえ抗菌療法が必要な病態であったとしても，施術は控えたほうがよいと筆者は考える．施術前に十分なカウンセリングを行い，患者との信頼関係を築くことが大切である．

　また抗菌薬を服用しただけでは，歯周病の治癒は見込めない．感染の原因は，歯周病原細菌の出す外毒素と，口腔内に存在する病原性は低いものの常在している細菌の内毒素からなる感染症であるからである[11]．前者は，生きた細菌から分泌される各種毒素による．*A.a.* のロイコトキシン（白血球毒素）や，Red Complex（*P.g.*, *Treponema denticola*, *Tannerella forsythia*）が共通して分泌するトリプシン様酵素などがこれにあたる．これら外毒

表7 併用に注意が必要な薬剤（添付文書より抜粋）

薬剤名	併用薬剤名など	臨床症状・措置方法
テトラサイクリン	カルシウム，マグネシウム，アルミニウム，ランタンまたは鉄剤	テトラサイクリンの吸収が低下し，効果が減弱されるおそれがある． 両剤の服用間隔を2～4時間とすること．
	抗凝固剤 　ワルファリンカリウムなど	血漿プロトロンビン活性を抑制することがある．
	スルホニル尿素系血糖降下薬	血糖降下作用が増強することがある．
	メトトレキサート	メトトレキサートの作用が増強されることがある．
	ポルフィマーナトリウム	光線過敏症を起こすおそれがある． 直射日光，集中光などを避けること．
	ジゴキシン	テトラサイクリンがジゴキシンの作用を増強し，中毒の症状が発現することがある． 併用時はジゴキシンの中毒症状に注意する．
	黄体・卵胞ホルモン配合剤 　経口避妊薬	黄体・卵胞ホルモン配合剤の効果の減弱化および不正性器出血の発現率が増大するおそれがある．
	外用薬を除くビタミンA製剤，レチノイド製剤 　ビタミンA 　レチノールパルミチン酸エステルエトレチナート 　トレチノイン	頭蓋内圧上昇が現れることがある．
レボフロキサシン	フェニル酢酸系またはプロピオン酸系非ステロイド性消炎鎮痛薬 　フルルビプロフェン 　ロキソプロフェンナトリウム水和物　など	痙攣を起こすおそれがある．
	アルミニウムまたはマグネシウム含有の制酸薬など，鉄剤	レボフロキサシンの効果が減弱されるおそれがある．これらの薬剤はレボフロキサシン投与から1～2時間後に投与する．
	クマリン系抗凝固薬 　ワルファリンカリウム	ワルファリンの作用を増強し，プロトロンビン時間の延長が認められたとの報告がある．
メトロニダゾール	アルコール	腹部の疝痛，嘔吐，潮紅が現れることがあるので，投与期間中は飲酒を避けること．
	リトナビル	ジスルフィラム―アルコール反応を起こすおそれがある．
	ジスルフィラム	精神症状（錯乱など）が出現することがある．
	クマリン系抗凝固薬 　ワルファリンカリウム	ワルファリンの抗凝血作用を増強し，出血などが現れることがある．
	リチウム	リチウムの血中濃度が上昇し，リチウム中毒が現れることがある．
アモキシシリン	クマリン系抗凝固薬 　ワルファリンカリウム	ワルファリンカリウムの作用が増強されるおそれがある．
	経口避妊薬	経口避妊薬の効果が減弱するおそれがある．

表8 歯周病患者に対する一般的な抗菌療法の投与基準（米国歯周病学会ポジションペーパーより）
(Position Paper Systemic Antibiotics in Periodontics. J Periodontol, 75：1553-65, 2004.)

メトロニダゾール	500mg/1日3回/8日
クリンダマイシン	300mg/1日3回/8日
ドキシサイクリン・ミノサイクリン	100〜200mg/1日4回/21日
シプロフロキサシン	500mg/1日2回/8日
アジスロマイシン	500mg/1日4回/4〜7日
メトロニダゾール ＋ アモキシシリン	250mg/1日3回/8日　各薬剤
メトロニダゾール ＋ シプロフロキサシン	500mg/1日2回/8日　各薬剤

表9 抗菌薬の選択基準

菌種	抗菌薬
A.a.（＋）	キノロン系抗菌薬 （シプロフロキサシン・レボフロキサシン）
Red complex（＋） (P. g., T. f., T. d.)	テトラサイクリン系抗菌薬 （テトラサイクリン・ドキシサイクリン・ミノサイクリン） ニューマクロライド抗菌薬 （アジスロマイシン）
A.a.（＋） Red complex（＋）	メトロニダゾール ＋ アモキシシリン（肝障害のある人はACA）

素による感染は，抗菌薬の服用や薬剤での消毒により細菌が減少し，不活性化させることで治療が可能である．一方，後者による感染と炎症は，おもにグラム陰性桿菌の莢膜に共通して存在するLPS（lipopolysaccharide）[12]などによる弱い炎症に起因する．これらグラム陰性桿菌が共通してもつLPSは，菌種によって毒性の差はほとんどなく，厄介なことに熱で変性しにくく，歯石中にも存在して炎症を惹起しつづける．つまり，抗菌療法は歯肉縁下のデブライドメントと併用して行う必要があることを忘れてはならない．

デブライドメントなき歯周基本治療は存在しない—抗菌療法のみの歯周基本治療はない

　64歳男性，過去に喫煙歴があり．右下の臼歯部の咬合痛を主訴に当診療所を来院した．初診時，全顎的に歯周ポケットが深く，上下左右臼歯部は根尖まで骨吸収が進行していた（図5）．細菌検査を行った結果，$P. gingivalis$が24.6%と基準値を大幅に上まわり検出された．本患者は高血圧症に罹患しており，歯周病原細菌に感染して重篤化した広汎型重度慢性歯周炎であることからハイリスク患者に分類され，早期の感染源除去が必要であると診断した．しかし，患者に経口抗菌療法とFMDによる治療を提案し施術を行う準備段階で，患者の来院が途絶えた．約6か月後に患者が再来院し，問診を行った結果，前回来院直後に脳梗塞になり，緊急入院，開頭手術，6週間の抗菌薬の点滴を行ったあとに退院したと

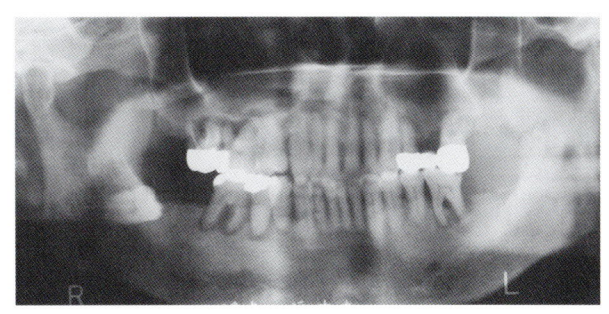

図5 初診時のパノラマX線
全顎的に骨吸収が進行している．

	菌数	対総菌数比率	正常値
総菌数	2,400,000		
A.a.	0	0.00%	0%
P.i.	1,100	0.05%	<2.5%
P.g.	240,000	24.67%	<0.5%
T.f.	1,100	0.46%	<0.5%
T.d.	4,400	0.18%	<5.0%

初診

	菌数	対総菌数比率	正常値
総菌数	1,900,000		
A.a.	0	0.00%	0%
P.i.	0	0.00%	<2.5%
P.g.	0	0.00%	<0.5%
T.f.	29,000	1.53%	<0.5%
T.d.	0	0.00%	<5.0%

脳外科へ入院．抗菌薬点滴6週間，退院直後

	菌数	対総菌数比率	正常値
総菌数	1,100,000		
A.a.	0	0.00%	0%
P.i.	0	0.00%	<2.5%
P.g.	120,000	10.91%	<0.5%
T.f.	6,800	0.62%	<0.5%
T.d.	0	0.00%	<5.0%

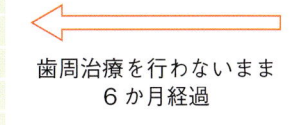

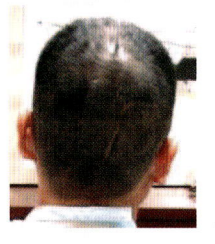

歯周治療を行わないまま6か月経過

図6 細菌検査結果の推移
歯周病原細菌の再感染を認める．右側後頭部に開頭手術の手術痕がある．

のことだった．再度細菌検査を行うと，初診時高率に検出された$P.g.$は検出されなくなった．このときに，歯肉縁下のデブライドメント，保存不可能な歯の抜歯を計画したが，急性症状がなく，日常生活にも支障がないため，患者の治療へのモチベーションは続かず来院が途絶えてしまった．そして約6か月後，主訴の右下臼歯部に急性発作を起こし再度来院したときには，歯周病原細菌が10.9%と高率に検出され，細菌の汚染による再感染が起こっていた（図6）．このように，歯周病は抗菌療法だけでは治癒は見込めない．経口抗菌療法に歯周治療の原則であるデブライドメントを併用しなくてはならないのである．

一方，我々リサーチグループがメインテナンス時の細菌の後戻りについて研究した結果，SRP単独の群は約75%歯周病原細菌の後戻りがあり[13]，経口抗菌療法とFMD併用群はわずか14.3%だった．併用療法群で最長で9年3か月，除菌が達成できていることが確認できた[14]．このことからも併用療法は細菌叢の改善に有用な手段であることがわかる．

副作用と偶発症

　薬剤の服用には必ず副作用の可能性が伴う．なかでもテトラサイクリン系の抗菌薬は副作用が出やすい．めまい，吐き気，色素沈着，光線過敏などの症状が発現する（表10，図7，8）．もし副作用が発現した場合には，ただちに対応する必要がある．症状が軽度な場合には副作用を抑える薬剤で対処可能な場合が多いが，重度になった場合には投薬内容の変更や治療の中断も検討しなければならない．副作用が起こった場合に十分対応できる

表10　おもな副作用

薬剤名		おもな副作用
塩酸ミノサイクリン	過敏症	発疹，蕁麻疹
	皮膚	色素沈着（口唇，歯肉，舌も含む），光線過敏症
	精神神経系	めまい，頭痛
	肝臓	黄疸
	消化器	腹痛，悪心，食欲不振，胃腸障害，嘔吐，下痢，舌炎
	その他	倦怠感
レボフロキサシン	過敏症	そう痒症，発疹，蕁麻疹
	精神神経系	不眠，めまい，頭痛
	感覚器	味覚異常
	消化器	悪心，嘔吐，下痢，食欲不振，腹部不快感
	循環器	動悸，頻脈
	その他	倦怠感
メトロニダゾール	精神神経系	末梢神経障害
アモキシシリン	菌交代症	口内炎，カンジダ症
	消化器	下痢，軟便，味覚異常，腹痛，腹部膨満感，便秘，食道炎

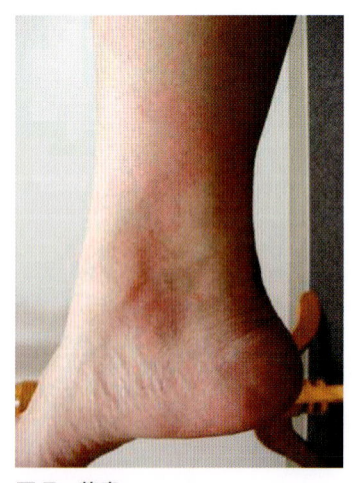

図7　薬疹
発赤，かゆみを認める．

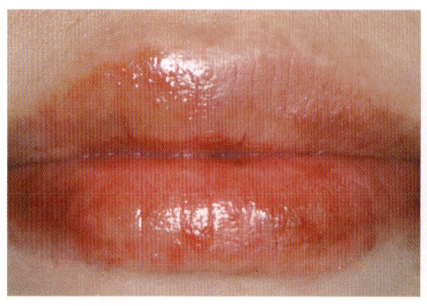

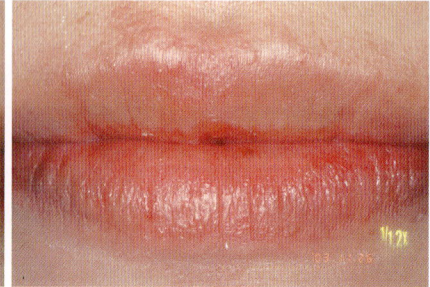

図8　色素沈着
口唇に色素沈着がある（左）．薬剤服用を中止するともとに戻る（右）．

環境を整えておくことはもちろんであるが，副作用が発現しないために詳細な問診や投薬試験，体調の管理などを行うことが重要である（表11）．

また，服用忘れや，用量の勘違いなどが起こる可能性もある．服用方法が守られないと，十分な治療効果が得られないばかりか，耐性菌の問題も起こりかねない．投与前に服用方法を十分に説明するだけではなく，起こりうる問題点に対する十分な理解を得るようにする．また，もし偶発症が起こってしまった場合には，判明した時点で担当医に連絡し，自己判断はしないよう患者教育を徹底する必要がある．

表11 副作用への対応

✓ 術前対応
　① 投薬試験を行う
　② 詳細な問診（内科的問診・精神科的問診）を行う
✓ 術中対応
　① 体調確認を細目に行う（場合によっては電話問診も行う）
　② 副作用を軽減する薬剤を処方する
　③ 投薬内容を変更する
　④ ただちに投薬を中止する

3 フルマウスディスインフェクションの種類と適応

Chapter 3 — 新しい診断法と治療法

Initial Preparation Based on New Evidences

はじめに

　かつての歯周治療は，口腔清掃や縁上スケーリングによる細菌の量的規制や，SRPによる部位特異的規制など，機械的デブライドメントが主たる治療法であった．多くの歯周治療は，このデブライドメントである程度の治療効果を期待することができたが，なかには歯周病の進行を止めることが困難な，侵襲性歯周炎などの歯周炎が臨床家の頭を悩ませていた．21世紀に入り，リアルタイムPCR法などの感度と特異度の高い細菌検査を我々一般開業医でも行うことが可能になり，細菌の質にも目が向けられるようになった．

　侵襲性歯周炎や重度広汎型慢性歯周炎など歯周病原細菌の関与が強く疑われる歯周炎の治療には，感染症の治療の概念が必要であり，細菌の量と質，すなわち細菌叢の改善が治療を行ううえで重要となる．フルマウスディスインフェクション（Full Mouth Disinfection；FMD）は1回のSRP，口腔粘膜の消毒で細菌の再感染なく細菌叢を早期に改善する治療法の一つであり，治療効率や治療効果を重要視した歯周基本治療を行う場合に適した処置方法として位置づけられる．このFMDの概念はQuirynenらにより1995年に初めて提唱された[1]．SRPのみならずグルコン酸クロルヘキシジンによる歯周ポケット内の洗浄やマウスリンスを含め"24時間以内に口腔内の感染物の排除を行うこと"が術式の定義とされた．FMDの主目的は，1～2週間隔で1/4顎ずつ行うSRPでは歯周基本治療終了前に未処置部位から処置部位への再感染が予測されるため，これを防止することである．

　その後，FMDをより効率的に短時間で行うことを目的とした超音波スケーラーを主たるデバイスとするUS-FMDがWennstromらによって提唱された[2]．また，FMDによる菌血症と発熱を回避する目的で抗菌薬を併用したD＋FMDが提唱され，現在の主たる方法となっている．

FMDの分類と適応症[3]（図1）

1 — 治療回数による分類

1）FMD（広義）
歯周病原細菌の再増殖期間（2～4週）内にすべてのデブライドメントを行う．

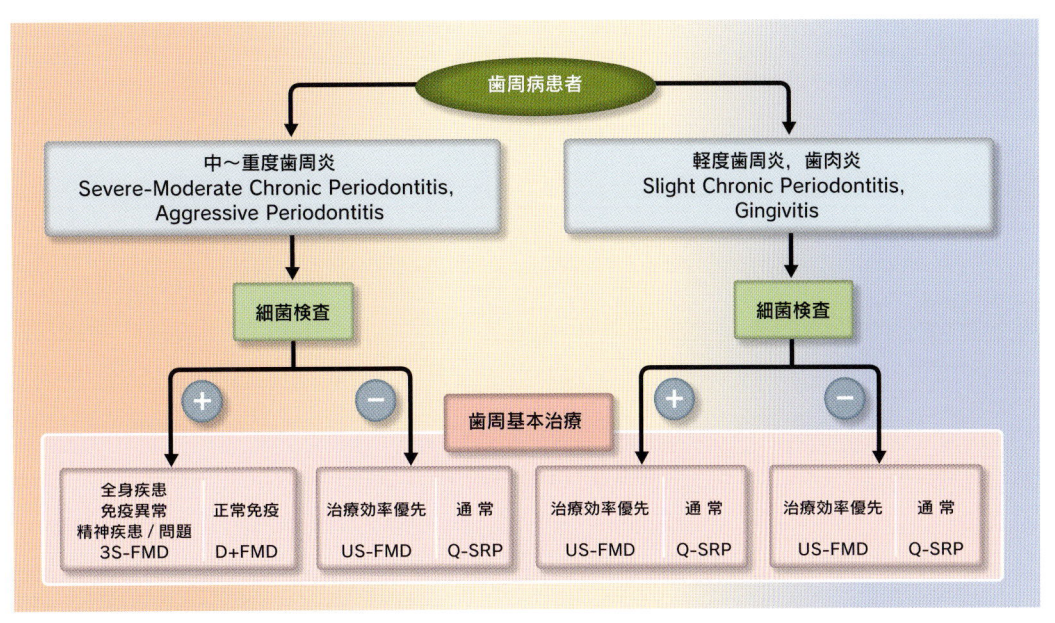

図1 FMDの分類と適応症
背景の色は難易度を表す（赤；難易度⾼ → 青；難易度低）．

2) OS-FMD（One-stage FMD）

1回で全顎のデブライドメントを終了する方法．

2—治療目的による分類

1) US-FMD（Ultrasonic FMD）

　治療効率の向上を主目的としたもの．従来型の複数回のSRPは未処置部位から処置部位への細菌の再感染の問題に加え，治療自体が複数回になることで患者が不快感を抱く回数が増えること，患者の希望と医療機関の都合が一致せず治療が長期化してしまうことで治療効率の悪い治療法となってしまっていた．そのため，高いモチベーション維持が必要で，患者の治療への意欲が持続せずにドロップアウトしてしまう場合も少なくなかった．これらの問題の解決策として，超音波スケーラーをおもなデバイスとしてデブライドメントを簡略化し，治療時間と治療期間の短縮をはかったのがUS-FMDである．

　Koshyらは，通常の1/4顎ずつのSRPと比較して，付加的治療効果は限られているものの，40～50分の治療時間の短縮がはかられると報告している[4]．また，Wenstromらもプロービング値が4mm以下の歯周ポケット一部位に対するデブライドメントの時間が従来法よりもUS-FMDのほうが約5分短縮されたと報告している[5]．一方，ハンドキュレットとは異なり，歯肉縁下の感染性沈着物を探知しながら除去することが困難であることや，歯根面の滑沢化ができないこと，術後の菌血症などの問題も解決できないという欠点がある．

このように，US-FMDは感染症としての因子の少ない，細菌の量的規制で対応できる軽度の歯周炎が適応である．治療効率の向上がはかられ，術者のスキルによる治療効果の差異が少ない治療法というのが本法の特徴である．

2) D + FMD (Drug + FMD)

治療効果の向上を主目的とした方法．細菌の量的規制のみでは対応できないハイリスク患者に対し，従来の機械的デブライドメントよりも治療反応性の向上を目的として，抗菌療法とFMDを併用し細菌叢（細菌の量と質）の改善をはかる治療法がD + FMDである．

五味らは，FMDにアジスロマイシンを併用したD + FMDで従来型のSRPに比べ優れた臨床成績を示し，早期に歯周組織の改善がはかられたと報告している[5]．また，術後の発熱を予防することができたことも報告しており，投薬により菌血症の予防につながってもいる．Siguschらは，広汎型急速進行性歯周炎患者に対しFMDにメトロニダゾールを併用したことにより，臨床効果，細菌学的効果が維持できていると報告している[6]．

また，再生療法を行うに際し歯周基本治療時に歯周ポケット内の細菌叢（歯周病原細菌の量と質）改善のために感染症治療を行うことが良好な再生環境を作るうえで必要不可欠な条件となるため[7,8]，D + FMDは歯周組織再生療法やインプラント治療の前処置としても有用な処置といえる．

このように，D + FMDは感染症の因子の強い，全身疾患を伴わない重度歯周炎患者，歯周組織再生療法やインプラント治療を予定している歯周炎患者が適応であり，これらの患者に正しく応用すると治療効果の向上が期待できる．

3) 3S-FMD

3S-FMDの3Sは，Systemic management（全身管理），Systemic antibiotic administration（経口抗菌療法），Sadation（静脈内鎮静法）の略で，全身管理下で経口抗菌療法を併用したFMDを意味する．侵襲性歯周炎，全身疾患を伴う歯周炎，歯周病原細菌の感染が強い重度広汎型慢性歯周炎，好中球減少症など全身疾患に起因する歯周炎，歯科恐怖症を含む精神疾患患者の歯周炎が適応症である．

3S-FMDはより高いレベルでの全身管理が必要とされるため，詳細な内科的・精神科的問診を行い，状況によりかかりつけ医師と連携を取り施術することが必要である．

経口抗菌療法とFMDの併用療法の臨床効果

経口抗菌療法は，歯周病原細菌に感染したハイリスク患者に対してより効果的な治療法と考えられている．特に広汎型重度歯周炎患者へOS-FMD（One-stage FMD）と経口抗

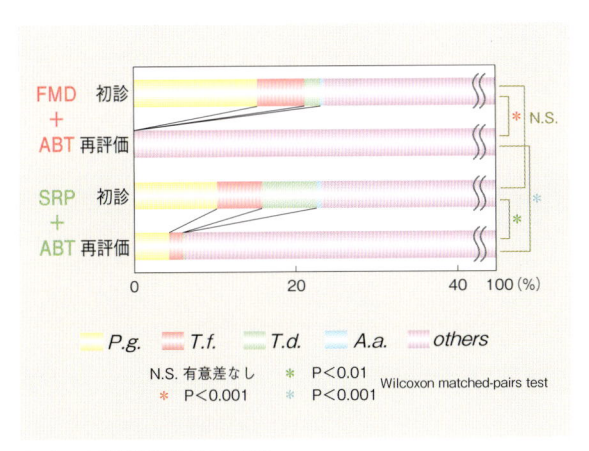

図2 対総菌数比率の変化
FMD群は歯周基本治療後除菌が達成できたが，SRP群は細菌叢の変化が認められない．

図3 治療日数の比較
FMD群の治療日数はSRP群と比較して有意に短かった．

菌療法を併用することは，感染源を除去する合理的な治療法であることが示唆されている[9]．Guerreroらは，広汎型侵襲性歯周炎患者に対してOS-FMDをメトロニダゾールとアモキシシリンの複合投与による経口抗菌療法と併用したところ，OS-FMD単独療法に比較して外科治療の必要性の減少効果が期待できることを示唆した[10]．

我々のリサーチグループでも経口抗菌療法とOS-FMDの併用療法と従来型SRPの治療効率と治療効果の比較検討を行った結果，経口抗菌療法とOS-FMDの併用療法を行った群は歯周病原細菌が検出限界下まで減少し，細菌叢に大幅な変化が認められ，SRPでは細菌叢の変化が認められなかった（図2）．また，治療期間も従来型SRPの約半分の日数で再評価検査まで行こうことができ（図3），治療効果，治療効率ともに高い治療法であることが示唆された．

経口抗菌療法は，デブライドメント後に実施されるのが原則となっている[11]．これは，従来法の複数回のSRPに適応される場合で，一般的にSRP後，数日〜10日程度の短期投与が行われる．SRPにより総菌数が減少しているため，部位特異的に存在する嫌気性菌の選択的排除が行われるからである[12]．しかし，FMDと併用する場合には，術前より投与を開始することが有用である[13]．口腔内の歯周病原細菌の伝播，術後の菌血症を予防するだけではなく，ターゲットとする細菌により特異的に薬剤を作用させることにより，治療効果が向上することが示唆されているからである[14]．

経口抗菌療法とOS-FMDの併用療法の実際

併用療法は，4週間の経口抗菌療法と抗菌療法3週目にOS-FMDを行い，投薬終了後から最低1か月以上あけて細菌と以下の臨床症状の再評価を行うことが基本となる．

1）問　診

詳細な内科的・精神科的問診を行う（p.81参照）．異性からの質問に答えづらい場合もあるため，問診は患者の負担にならないように歯科医師や歯科衛生士が分担して行う．また，患者が答えやすい環境を作るために，日常会話のなかに問診事項を入れるようにする．

2）臨床検査・細菌検査（p.68参照）

3）問診，検査に基づく診断と治療方針の決定

細菌学的評価と臨床検査結果を照らして，診断と治療方針を決定する．歯周病原菌が大量に検出されても臨床症状が重度ではない場合には，併用療法が適応ではない場合もある．

4）カウンセリング

患者の抱える細菌学的リスク，治療をした場合しなかった場合のメリット・デメリットを説明する．細菌学的に感染リスクが高く臨床症状が重度でも，併用療法の有効性と厳密な投薬の重要性が理解できない患者には，かえって危険を伴うことがあるため禁忌となる．治療への患者理解を深めるために，術前の十分なカウンセリングが必要である．

5）使用薬剤の検討

患者の全身状態，日常生活，細菌学的リスクを鑑みて使用薬剤の検討を行う（p.84参照）．

6）投薬試験

副作用が危惧される薬剤を使用する場合には，必ず投薬試験を行う．使用予定薬剤の1回分量を診療所内で服用してもらい，アレルギーがないことを確認する．アレルギーはアナフィラキシーショック，即時型アレルギー反応，遅延型アレルギー反応の3種類が挙げられる．アナフィラキシーショックは，術前の問診，過去の投薬歴である程度は予測を立てることができる．アナフィラキシーショックのリスクがある患者への投薬試験は，不測の事態を想定して対応できるよう環境を整えたうえで行う．即時型アレルギー反応は，服用2～3時間後の薬剤の血中濃度が高くなったときに生じやすい．薬剤の種類によっても副作用が異なるが，目眩や吐き気，ふらつきなどの症状が出る可能性があるため，副作用が出た場合にはただちに対処できるように薬剤の投与や全身管理ができる環境を整えておく．ここまでが診療室で実施，観察すべき点である．また，遅延型アレルギー反応に対しては電話問診を行い，皮膚の発赤・かゆみ，胃腸障害がないかどうかを確認する．

アナフィラキシーショック，即時型アレルギー反応，遅延型アレルギー反応が問題ない

ことが判明した時点で，投薬内容の決定となる．

7）口腔内清掃薬剤のアレルギーテスト

術前後の創面の清掃・消毒に高濃度グルコン酸クロルヘキシジンを使用するため，消毒薬剤のアレルギーテストも行う．原則はスクラッチテストで行うが，スクラッチテストで陽性・偽陽性が出た場合は，さらに皮内反応テストを行う．

8）投薬・FMDのスケジュール調整

治療スケジュールを治療前にすべて決定する．4週間の投薬期間の3週間目でFMDを行うことが治療効率，治療効果を向上させるうえで大切である．また患者のライフスタイルに合わせ，飲み忘れ，飲み間違いの起こりづらい時間のスケジューリングが必要である．

9）投薬開始（口腔清掃指導，PTCと体調確認，服薬状況の確認）

FMDは投薬開始から3週目に行うため，それまでは歯科衛生士による口腔清掃指導とPTCで徹底した歯肉縁上の細菌コントロールを行う．薬の飲み忘れや服用時間の間違いなどがないかどうかを必ず確認する．また，服薬による体調変化や副作用が出現していないかを問診や視診で確認する．投薬日数が増えるにつれ，抗菌薬の血中濃度が上昇するため，副作用が現れやすくなる．副作用を確認した場合にはただちに対応する．

10）FMD

投薬3週目にFMDを行う．浸潤麻酔・伝達麻酔下で行う．超音波スケーラー，ハンドキュレットを使用し，効率的に歯肉縁下のデブライドメントを行う．全身疾患を有する患者，治療に対して恐怖心の強い患者などは必要に応じて静脈内鎮静法を併用し，全身管理下で行う（3S-FMD）．FMDが終了したあとに，舌，粘膜，咽頭，扁桃に付着した細菌を除去する目的で含嗽を行い，すべての施術を終了する．

11）残りの投薬（歯肉縁上の細菌コントロールと体調確認等）

FMD後のHysなどの不快症状がないかどうかの確認，歯科衛生士による歯肉縁上の細菌コントロール，体調の確認，服薬状況の確認を行う．

12）再評価

経口抗菌療法終了時から最低4週間以上あけて再評価検査を行う．細菌検査と臨床検査を行い，予後を確認する．

4 Photodynamic Therapyの歯周基本治療への応用

はじめに

　これまでの歯周病治療は，口腔清掃によるプラーク除去，スケーラーを用いた歯石除去，切除療法など感染源を物理的に除去する方法（mechanical therapy）のほかに，抗菌薬を併用する機械化学療法（mechanical chemical therapy）が主体であった．これに加え，近年，わが国において，レーザーを含む光を用いた治療が浸透しつつある．なかでも感染症である歯周病に対するphotodynamic therapy（光線力学療法．以下PDT）を用いた殺菌治療（phototherapy）が注目されている[1~4]．

Photodynamic Therapyとは

　PDTとは，光感受性物質（photosensitizer）を生体に投与し，光照射により薬剤の光化学反応を引き起こし，組織細胞を選択的に傷害壊死させる方法である[1~5]．

　PDTは，これまでおもに医科の分野で癌治療のために研究されてきた治療法である．1924年にPolicardが内因性のポルフィリンが腫瘍組織に集積し赤い蛍光を発することを発見し[6]，医科の分野における癌治療への応用が進展していった．そのメカニズムは，正常細胞よりも癌細胞に集積する腫瘍親和性の高い光感受性物質を静脈内注射したあとに，腫瘍組織に低出力の光を照射し薬剤を活性化して癌組織内に活性酸素を発生させ，その作用で選択的に癌細胞を変性壊死させるというもので，低侵襲な治療法であるといえる[7]．わが国では，1980年代よりPDTの癌治療への臨床応用が開始され，早期の肺癌，胃癌，食道癌，子宮頸癌などに対し保険適用されるようになった．歯科領域では，1998年に浜松医科大学の橋本らが舌癌への臨床応用を開始し[8]，PDTは癌治療の有効な治療法として確立されるようになった[9]．

　現在，医科の分野ではこのPDTが癌治療のほかに加齢黄斑変性症，ニキビなどの治療選択肢として掲げられ，安全性が確立されている[1]．

PDTの歯科治療への応用

　ここで読者諸氏は，癌治療に応用されているPDTが，なぜ歯周治療と関係があるのだろうと不思議に思うのではないだろうか？　しかし，実はPDTは，はじめはその殺菌効果に注目された治療法だったのである．医科で応用される約25年前の1900年に，Raab[10]がゾウリムシにアクリジン色素の注入と光照射を行った結果，ゾウリムシに致死効果が生じることを発見した．そして1904年にTappeinerと

Jodlbauer[11] が細菌の殺菌には酸素が必要であり，光感受性物質に光照射を行うと活性酸素が発現する現象を"photodynamic reaction"と命名し，はじめて PDT の概念が生まれたのである．

しかし，1929 年に Alexander Fleming によりペニシリンが発見されて[12] PDT の殺菌効果に対する期待は下降し，抗菌薬による治療の時代へと突入したのである．抗菌薬の進化の歴史は，常に耐性菌との戦いであった．そして MRSA などの抗菌薬に対する薬剤耐性菌の出現に伴い，光化学殺菌の効果が再び着目されるようになったのである[13]．

歯科では Wilson らが光殺菌に関する研究を報告し[14]，歯周病原細菌に対する高い殺菌効果が報告されている．そしてこの 10 年の間に歯周治療やインプラント周囲炎の治療，歯内療法，口腔粘膜病変の治療等へ徐々に臨床応用され始めている[1]．抗菌治療に用いられる PDT は，従来の癌治療に対する PDT と区別するために，a-PDT（antimicrobial-PDT）と称されることが多い[1~4]．

a-PDT の実際

1 — a-PDT とは

a-PDT は，光感受性薬剤に特定の波長の光を照射することにより，活性酸素が産生され，細胞を傷害するというメカニズムのため，①光感受性薬剤，②光，③酸素の三つが必要である[15]．その詳細は成書に譲るが，a-PDT は細菌のみならず，ウイルスや真菌，原生生物にも殺菌効果を発揮し，抗菌薬とは異なり耐性を生じることがない．さらに HIV や MRSA に対しても殺菌効果を示す報告がすでになされている[13]．実際の臨床では，光感受性薬剤としてトルイジンブルーやメチレンブルーなど青色色素と，半導体レーザーや LED の光源との組み合わせで応用されている．システムとしては，メチレンブルー含有

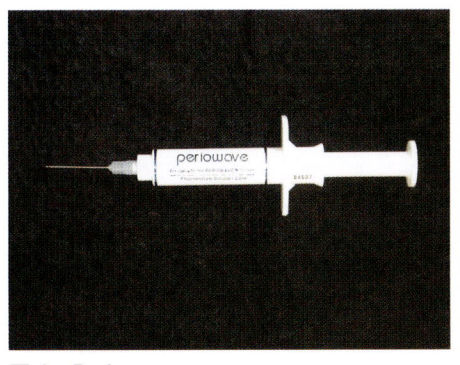

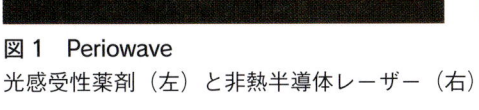

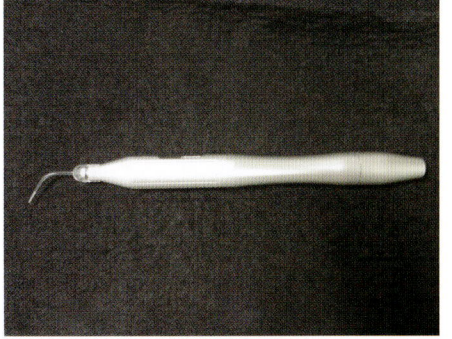

図 1 Periowave
光感受性薬剤（左）と非熱半導体レーザー（右）

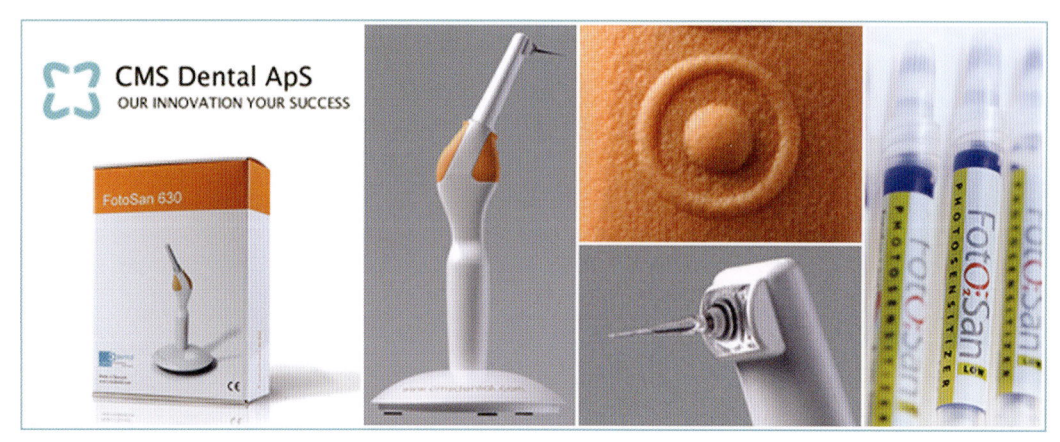

図2 FotoSan630（CMS Dental Aps；http://www.cmsdental.com/）

の光感受性薬剤と非熱半導体レーザー（波長670nm）を組み合わせたPeirowave（図1），トルイジンブルーと赤色LEDを組み合わせたFotoSan630（図2）などがある．

2―ヒストリカルレビューとa-PDTの検証

a-PDTは歯周病原細菌に対する殺菌効果だけでなく，グラム陰性菌が産生する内毒素の不活性化なども期待されるため[16]，歯周ポケット内の殺菌効果だけでなく，歯周病罹患歯根面の無毒化や，創傷治癒を促進する付加的効果も示唆されている[17]．

臨床研究では，2007年にAndersenらが中等度から重度の歯周炎の非外科治療において，SRP単独療法と，a-PDTとSRPの併用療法の比較検討を行い，併用療法のほうが施術より3か月後にアタッチメントゲインやポケットデプスが有意に改善したことを報告した[18]のをはじめ，a-PDTとSRP併用の有用性について数多く報告がなされている[2,19~21]．我々のリサーチグループでも，Periowaveを用いたa-PDT臨床有用性について判定を行った．調査対象者は，6か月以上歯周治療を受けておらず，抗菌薬を服用していない慢性歯周炎患者11名とし，PPD・BOPなどの臨床検査と細菌検査（PCR-invader法）を行い，a-PDT単独療法前後の臨床検査値，細菌検査結果の変化を調べた．本研究は，a-PDTの効果のみを判定するため，SRPは併用せずにPeriowaveによるa-PDTのみを行った．術後1週間後に再検査を行い，臨床評価，細菌学的評価を行った．観察期間が術後1週間と短かったため，臨床検査値に優位な改善は認められなかったが，総菌数の減少および各歯周病原細菌の有意な減少を認めた．これまでの論文的考察にも鑑みて，歯根面のデブライドメントを併用するとより効果が期待できると考えられる[22]（図3）．

これまで，いくつかの研究でa-PDT併用療法の優位性が示されているが，まだ確実に効果の高い条件や手技および長期的効果が定まっていないのが現状である．現行の処置条件では，1回の処置では臨床効果が弱い可能性があり，1回の治療における複数回照射や，

【結果】N＝11　a-PDT により総菌数，各歯周病原細菌ともに減少し，*P.g., T.f., T.d., P.i.* は統計学的に有意な減少を認めた．

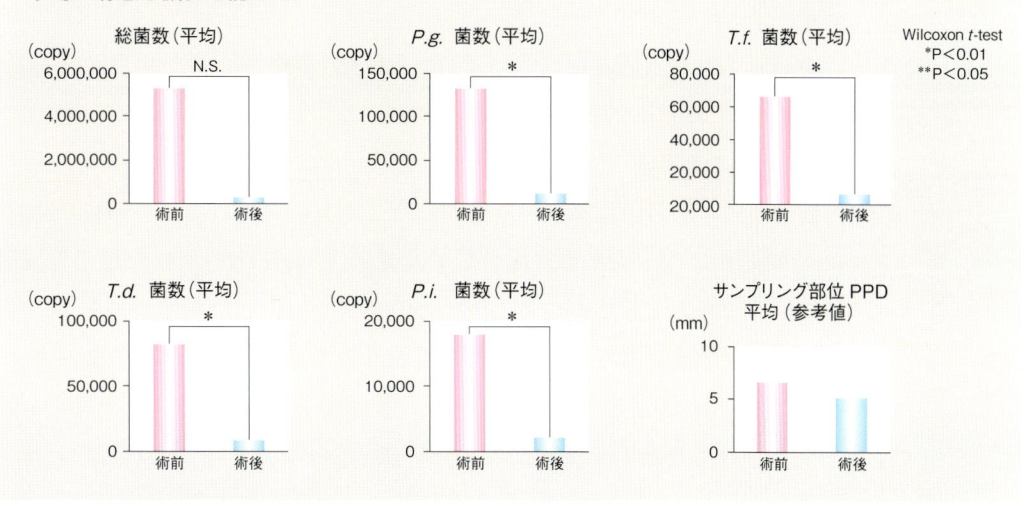

図3　a-PDT の臨床有用性（吉野ほか，2010.[23] を改変）

Lulic の報告[24] にあるような一定期間内での繰り返し照射でより効果が確実になる可能性がある．照射条件や手技について，さらに詳細な検討が必要である．また，骨吸収の抑制効果[25〜28] や，頬粘膜や歯周組織，歯髄に傷害を与えないことが報告されている[29, 30]．

歯周治療における a-PDT の応用

a-PDT は耐性菌を産生せず，経口抗菌療法と同等の殺菌効果が期待できる．一方，1回の施術に約 1.5 〜 2 分のチェアタイムを有するため，局所的に軽度〜中等度の歯周炎に罹患している患者が対象となることが多い．以下に我々の考える a-PDT の適応症を記す．

1 ― 患者適応

①歯周病原細菌に感染し，組織破壊が局所に限局している患者
②経口抗菌療法ができない患者
　・妊婦　・全身疾患のある患者　・薬剤アレルギーのある患者
③耐性菌を保菌している患者

2 ― 適応条件

①SRP との併用療法
②急性炎症時の急性症状の緩和
③SPT 時（compromised maintenance）

④歯周組織再生療法などの外科処置の術前・術中・術後

3 ― a-PDT の実際

　歯周基本治療との併用については，p.125 に詳細を記すため，ここでは急性発作の急性症状緩和に a-PDT を用いた症例[7]を供覧し，効果を検証する．

　患者は 14 歳男性．|1 の歯肉腫脹と自発痛のため来院した（図4）．

　同部位は 1 か月前に外傷の既往があり，電気歯髄診の結果，歯髄反応は認めず，デンタル X 線写真にて根尖に透過像を認めたため，歯内-歯周病変に罹患していると診断した．急性症状を緩和するためには抗菌薬と鎮痛剤を処方し，炎症が落ち着いてから歯内療法を行うことが通法であるが，薬剤の効果が出るまでには一定時間を要するため，チェアサイドですぐに症状緩和をはかることが困難であった．|1 遠心の歯周ポケットに対し，a-PDT を行った結果，施術最中より排膿が促され，自発痛も緩和した．そこで同日に根管治療も行った（図5）．処置直後，炎症の消退を認める（図6）．術後 2 日，歯肉腫脹，自発痛は完全に消退した（図7）．一連の処置を，局所麻酔薬は使用せずに行うことができた．また，抗菌薬を数日服用したのと同等の治療結果が術直後より得られたため，急性炎症の症状緩和に a-PDT を用いることは，患者メリットの大きい治療法であるといえる．

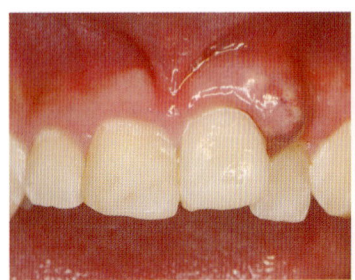

図4　初診時
|1 に歯肉腫脹を認める．

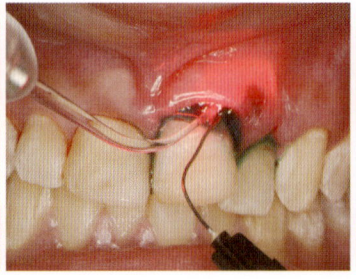

図5　最初にポケットへ光照射を行い，消炎処置を行った．

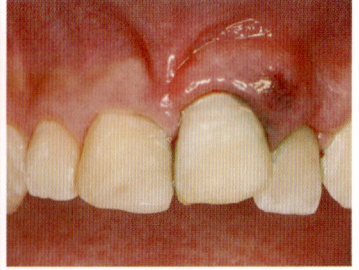

図6　a-PDT 施術後
炎症が消退し，自発痛も軽減した．

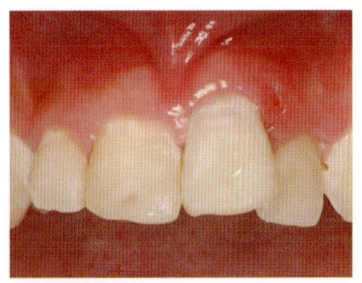

図7　術後 2 日
炎症は消退し，自発痛は消失した．

（田中 他，2012.[7]）

Chapter 4
ケース プレゼンテーション

Concepts of
Initial Preparation
Based on New Evidences

1 フルマウスディスインフェクションの症例

Chapter 4 — ケースプレゼンテーション

Initial Preparation Based on New Evidences

症例1　侵襲性歯周炎に対するFMDの応用

1 — 初診時

　患者は58歳，右下奥歯の痛みを主訴に2007年8月当診療所に来院した（図1）．主訴である右下大臼歯部の歯肉に発赤や腫脹などの炎症症状は認めないが，6̄ 舌側遠心のプロービングポケットデプスは9mmと深く，1度の動揺があった．デンタルX線からは垂直性骨欠損が認められた（図2, 3）．同部位は30代より疲れやストレスが溜まると歯肉が腫脹・消退を繰り返し，初診の1週間前より違和感と咬合痛を憶えたとのことだった．患者は高血圧症，高脂血症，痛風，椎間板ヘルニアの既往があり，2005年より降圧剤（アンジオテンシンⅡ拮抗薬）の服用を開始し，現在も投薬コントロール下（120/60）である．そのほかは，2006年に椎間板ヘルニアの手術を受けており経過は良好である．歯科的既往歴は，10代後半に齲蝕治療を受けた程度で，それ以降は数年に一度クリーニングを希望し，近医を受診していた．これまで歯周病の指摘を受けたことはなく，専門的な歯周治療を受けた経験もない．家族歴は30代後半で再婚した妻が重度歯周病に罹患しており，すべての歯が保存不可能だったため，他院にて全顎抜歯後，インプラント治療を受けている．

　本患者は20代の頃まではカリエス等も含め口腔内に特に大きな問題はなかったが，かつて重度歯周炎に罹患していた妻と再婚した頃から口腔内に不調を感じることが増えてきたとのことだった．このことより，妻が保菌していた歯周病原細菌が伝播・感染し，本患者の歯周病が発症・進行した可能性が高いと疑い，リアルタイ

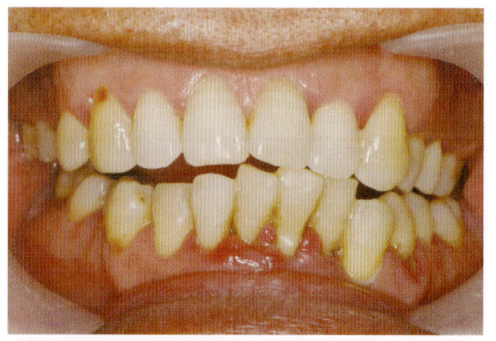

図1　初診時正面観
58歳　男性　非喫煙者．下顎前歯部の歯肉は発赤・腫脹し，3̄ からは排膿を認めた．

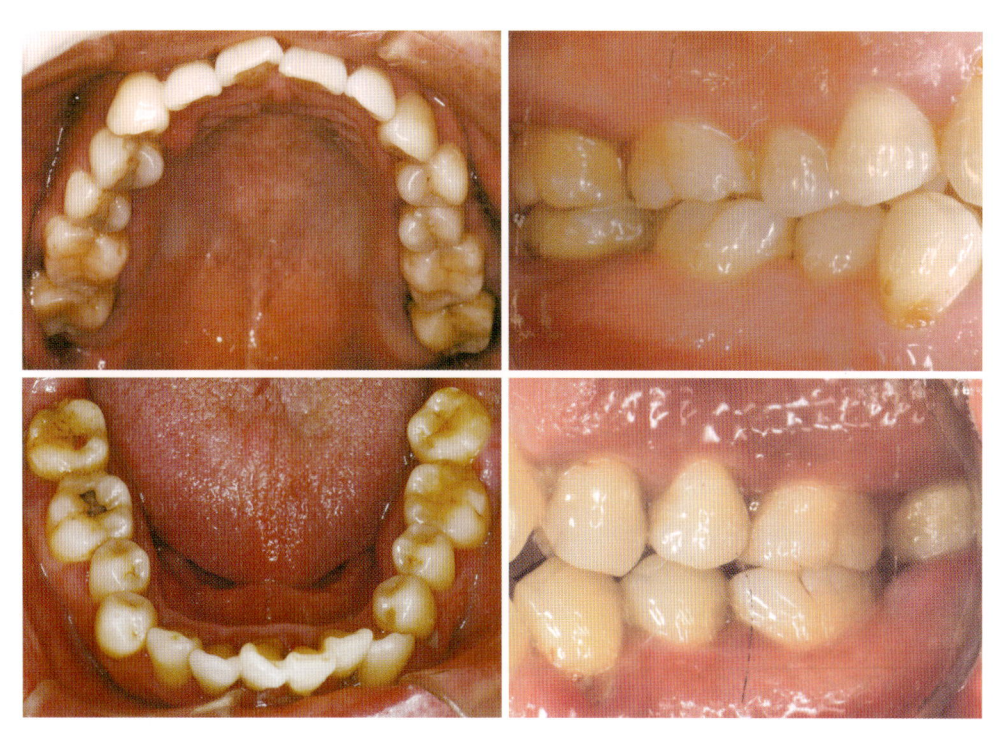

図2 初診時咬合面観，側方面観

主訴である右下大臼歯部の歯肉に発赤・腫脹などの炎症症状は認めないが，7| 口蓋側や 1| の近心，6| 舌側遠心のプロービングポケットデプスは 9mm，|7 頬側遠心は 10mm と深く，1度の動揺を認めた．

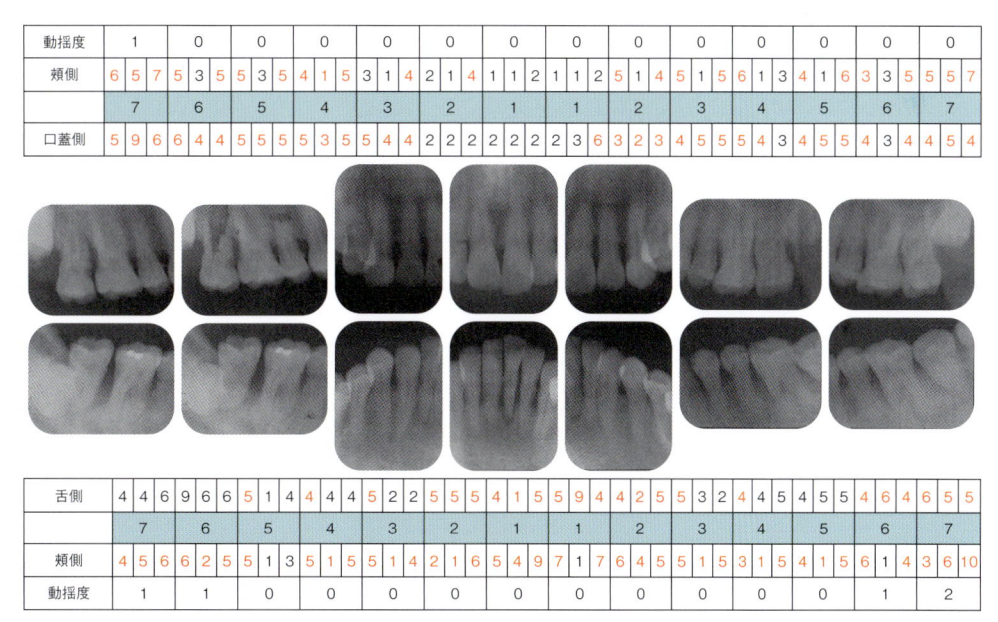

動揺度	1													
頬側	6 5 7	5 3 5	5 3 4	4 1 5	3 1 4	2 1 4	1 1 2	1 1 2	5 1 4	5 1 5	6 1 3	4 1 6	3 3 5	5 5 7
	7	6	5	4	3	2	1	1	2	3	4	5	6	7
口蓋側	5 9 6	6 4 4	5 5 5	5 3 5	5 4 4	2 2 2	2 2 2	2 2 3	6 3 2	3 4 5	5 5 4	3 4 5	5 4 3	4 4 5 4

舌側	4 4 6	9 6 6	5 1 4	4 4 4	5 2 2	5 5 5	4 1 5	9 4 4	2 5 5	3 2 4	4 5 4	5 5 4	6 4 6	5 5
	7	6	5	4	3	2	1	1	2	3	4	5	6	7
頬側	4 5 6	6 2 5	5 1 3	5 1 5	5 1 4	2 1 6	5 4 9	7 1 7	6 4 5	5 1 5	3 1 5	4 1 5	6 1 4	3 6 10
動揺度	1	1											1	2

図3 初診時デンタルX線写真と歯周組織検査（赤字はBOP）

全顎的に 5mm 以上のポケットが多数あり，上下左右の大臼歯部には垂直性骨欠損と1～2度の動揺を認めた．下顎前歯部には多量の歯肉縁下歯石の沈着を認めた．

表1 細菌検査結果（初診時）

A. a., P. i., P. g., T. f. が基準値を超えて検出され，歯周病原菌でも特に悪性度の強い *A. a.* と *P. g.* の混合感染が認められた．

	菌数	対総菌数比率	基準値
おもな口腔内総細菌数	8,100,000	—	—
A. actinomycetemcomitans	320,000	3.951%	< 0.01%
P. gingivalis	120,000	1.48%	< 0.5%
P. intermedia	1,400,000	17.28%	< 2.5%
T. forsythia	4,600,000	56.79%	< 0.5%
T. denticola	160,000	1.98%	< 5.0%

ム PCR 法による細菌検査を行った[1]．細菌検査の結果より，*Aggregatibacter actinomycetemcomitans*（*A. a.*），*Prevotella intermedia*，*Porphyromonas gingivalis*（*P. g.*），*Tannerella forsythensis* が基準値を上まわって検出された（表1）．*A. a.* は白血球毒素（ロイコトキシン）を産生するため，局所の免疫力を著しく低下させ，出血や排膿といった自覚症状がないまま歯周病を進行させてしまう特徴がある．一方 *P. g.* はコラゲナーゼ，ゼラチナーゼ，トリプシン等のタンパク質分解酵素を産生し，歯周組織を急速に破壊するため，*A. a.* と *P. g.* の混合感染は歯周病をより重症化させてしまうリスクが高い[2,3]．そのため，患者が抱えている歯周病原細菌のリスクと積極的な歯周治療の必要性について，歯科医師とともにカウンセリングを行った．患者は会社を複数経営しており，多忙のためできるだけ来院回数を減らしてほしいとの希望があり，手術や治療が長期化することに対し不安を抱えていた．そこで，歯周病原細菌の早期除菌と治療期間の短縮をはかるため，経口抗菌療法と FMD を併用した歯周基本治療を行うこととした[4]．また，患者は全身疾患を有し恐怖心も強いため，FMD は全身管理，経口抗菌療法，静脈内鎮静法を併用した 3S-FMD を選択し，不安や術中の不快症状を最小限に抑えることを歯科医師と計画し，患者の同意を得た[4]（表2）．

2 ─ 経口抗菌療法～ FMD

経口抗菌療法には，細菌検査の結果から歯科医師の診断・処方のもと，アモキシシリンとメトロニダゾールの複合投与を 4 週間行い，投薬開始から 3 週間目に FMD を行うこととした．服用を開始してから体調の変化があった場合はすぐに報告するように説明し，患者の体調管理のサポートを行った．FMD までの期間は 1 週間に 1 度のペースで来院してもらい，口腔清掃指導，体調の確認を行う予定であったが，指導を開始した当初はモチベーションが低く，多忙のため予約を忘れ，来院しないことが何度かあった．そこで予約を忘れないための対策として，診療の前日にこちらから予約時間確認のための電話をすること

表2 治療計画

各種検査結果に基づき，歯科医師とともに以下の治療計画を立案し，患者・歯科医師・歯科衛生士の3者でカウンセリングを行った．

①問診・臨床検査・リアルタイムPCR法による細菌検査
②診断・治療計画の立案
③経口抗菌療法とFMDを併用した歯周基本治療
　（口腔清掃指導，スケーリング，3S-FMD）
④再評価・リアルタイムPCR法による細菌検査
⑤保存不可能な上下左右智歯の抜歯
⑥上下左右大臼歯部の垂直性骨欠損に対し歯周組織再生療法
⑦再評価
⑧咬合関係改善のための全顎矯正治療
⑨最終補綴・スプリントの装着
⑩再評価
⑪メインテナンス

で来院間隔を空けることなく口腔清掃指導を行うことができた．また，FMDに対するモチベーション向上のため，来院のたびに歯垢染色液でプラーク付着部位を視覚的に確認し，スライドで前回と比較しながら口腔清掃指導を行った（図4, 5）．その結果，徐々に自分の口腔内に興味を持ち始め，モチベーションは上がっていった．来院回数が増えるにつれ，患者の治療に対する恐怖心は薄れてきている様子だった．FMD当日までに歯肉を良好な状態にコントロールすることで治療成績の向上につながることを説明し，モチベーションの維持に努めた．複数回にわたる口腔清掃指導の結果，下顎前歯部の歯肉の発赤・腫脹は改善した（図6, 7）．

　歯周基本治療後は歯周組織再生療法を行う予定だったため，歯根面からの確実な感染源除去とセメント質の可及的保存，オーバースケーリングや不適切なデブライドメントで歯肉退縮を起こさないように，全顎に対して根面の探知を注意深く行いながらFMDを行った．まずはじめに，大きな歯肉縁下歯石を超音波スケーラーで除去し，大まかなデブライドメントが終了したあとに，ハンドスケーラーを用いて細かい砂状・島状の歯肉縁下歯石を除去し，根面のデブライドメントを行った．初診時，特に歯周ポケットが深かった上下左右の大臼歯部は術後にデンタルX線を撮影し，歯石の取り残しがないことを確認した．施術が長時間になること，患者の不安や緊張が強いこと，患者は高血圧症であることから，静脈内鎮静法を併用した．施術時間は術前の口腔清掃や麻酔，術後の体調確認を含め約5時間半を要した．術中は口腔内の痛みの有無や，長時間同じ体勢を保っていることによる首や腰の痛み，その他不快症状がないかを患者に問いかけ，途中で休憩をはさみ，患者のペースに合わせながら治療を進めていった．また，モニタリング下で施術し，血圧や脈拍の急な変動がないか，全身管理下で細心の注意を払って行った．

　歯周病原細菌は，舌や粘膜，喉頭や扁桃にも飛沫しているため，FMD終了後にグルコン酸クロルヘキシジン含有の含嗽剤で含嗽してもらい，口腔内全体の洗浄を行った．また，

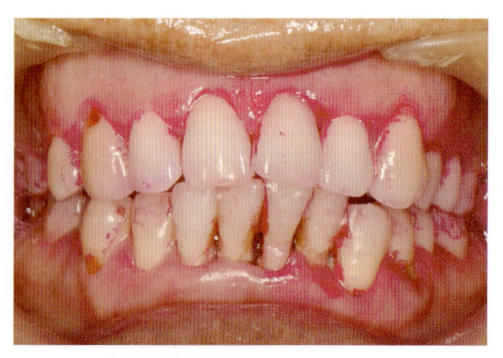

図4 口腔清掃指導開始時
来院の度に染め出しを行い，プラーク残存部位の確認をすることで，徐々に自分の口腔内に興味をもっていく様子が伺えた．特に炎症の強かった下顎前歯部に重点をおき，縦みがきでの口腔清掃指導を行った．

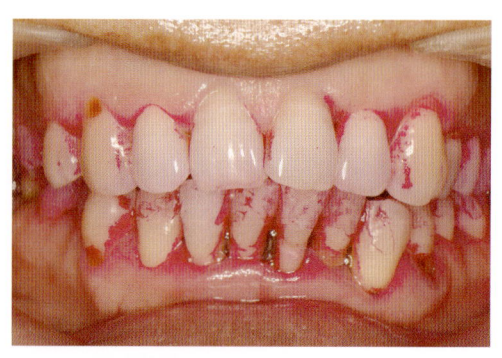

図5 口腔清掃指導4回目
ブラッシング時の出血は認めず，みがいたあとは口腔内がすっきりすると実感していた．

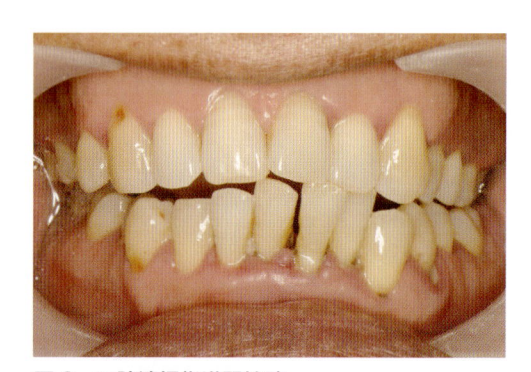

図6 口腔清掃指導開始時
1|2 間に歯肉の発赤・腫脹を認めた．

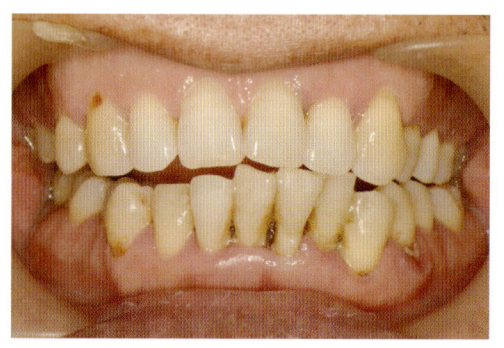

図7 口腔清掃指導4回目
下顎前歯部の歯肉の発赤・腫脹は改善した．

術中は静脈内鎮静下でバイタルサインのモニタリングを行い，全身管理下で痛みや不快症状がないか細心の注意を払った．

3―FMD後の評価

　FMDから約1か月後，2回目の細菌検査を行い，歯周病原細菌の再評価を行った．初診時基準値を上まわっていた歯周病原細菌は検出されず，除菌が達成したことを確認した（表3）．歯周基本治療終了時の歯肉の状態は初診時から改善し，特に発赤・腫脹の著しかった下顎前歯部の歯肉にスティップリングを認めた（図8）．

　FMDから約5か月後に上下左右の智歯抜歯を行い，さらにその5か月後上下左右大臼歯部にエムドゲインと自家骨移植を併用した歯周組織再生療法を行い，歯周病によって破壊された骨の再生をはかった（図9）．そして咬合関係改善のための全顎矯正治療を行い（図10），矯正後のあと戻り防止と夜間のブラキシズムに対する力のコントロールを目的とし

表3 細菌検査結果（再評価，約4か月後）
初診時基準値を上まわっていた歯周病原細菌は検出されず，除菌が達成されたことを確認した．

	菌数	対総菌数比率	基準値
おもな口腔内総細菌数	280,000	—	—
A. actinomycetemcomitans	0	0.000%	< 0.01%
P. gingivalis	0	0.00%	< 0.5%
P. intermedia	0	0.00%	< 2.5%
T. forsythia	0	0.00%	< 0.5%
T. denticola	0	0.00%	< 5.0%

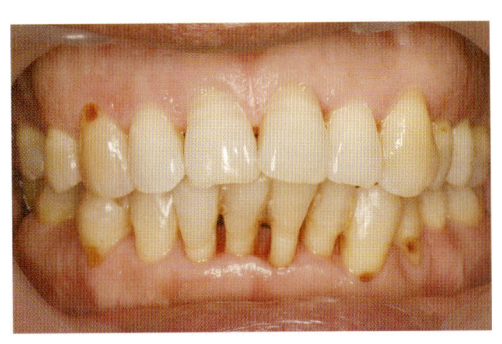

図8 歯周基本治療終了後
全顎に対し根面の探知を注意深く行い，オーバースケーリングを起こさないようFMDを行った．歯肉の退縮は認めず，下顎前歯部にスティップリングを認めた．

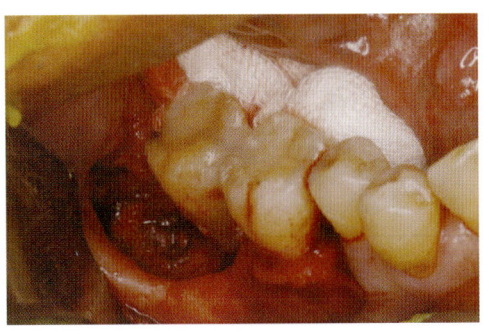

図9 7̄6̄ 歯周組織再生療法
不良肉芽の除去後，唾液汚染が起きないように防湿に注意を払い，エムドゲインと自家骨移植併用の歯周組織再生療法を行った．

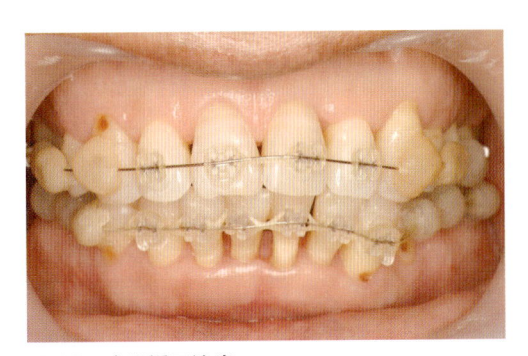

図10 全顎矯正治療
咬合関係改善のため，全顎の矯正治療を行った．矯正装置が邪魔をしてみがきにくい部位もあるため，来院時に必ずPTCを行い歯周組織の状態や齲蝕ができていないか注意深く観察した．

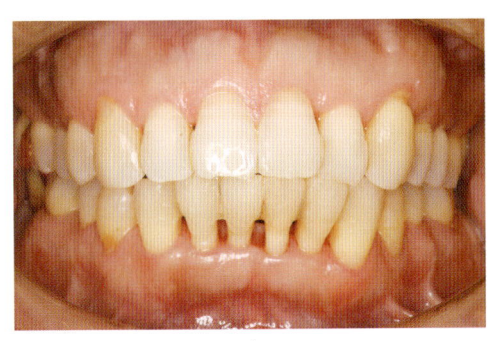

図11 メインテナンス時
歯肉に炎症は認めない．矯正により下顎前歯部の叢生が改善され，ブラッシングしやすくなった．同部位は矯正後のあと戻り防止のために固定しているので，歯間ブラシでの清掃を指導している．歯周組織は良好な状態を保っている．

1―フルマウスディスインフェクションの症例

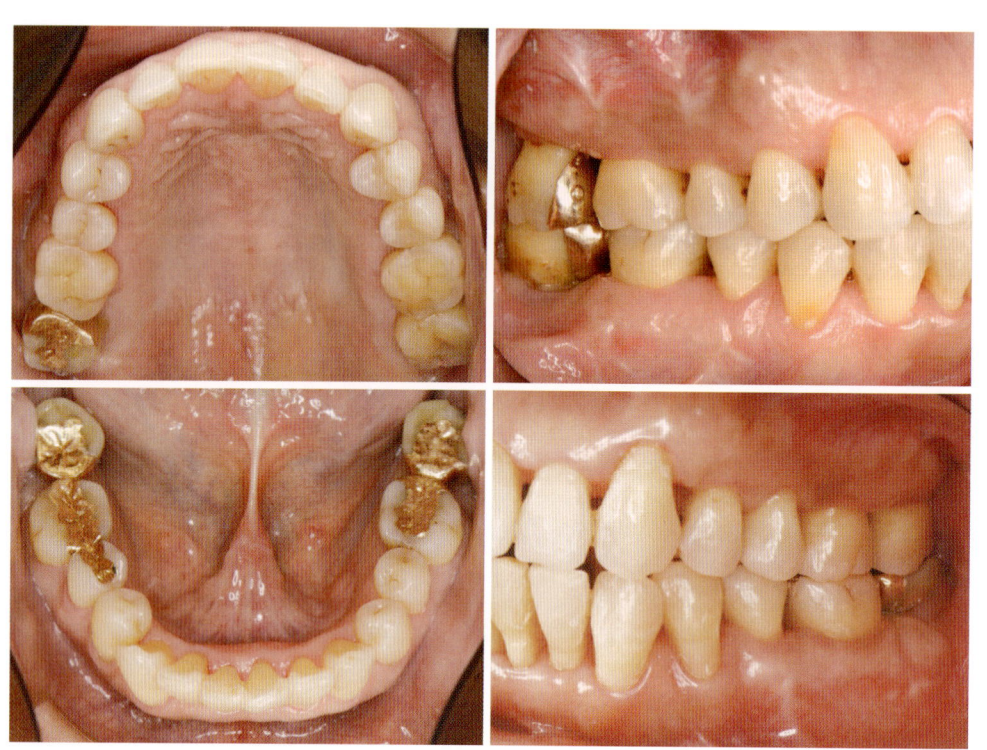

図12 メインテナンス時の咬合面観, 側方面観
矯正治療により開口が改善され, 臼歯部にかかる力の負担が軽減された.

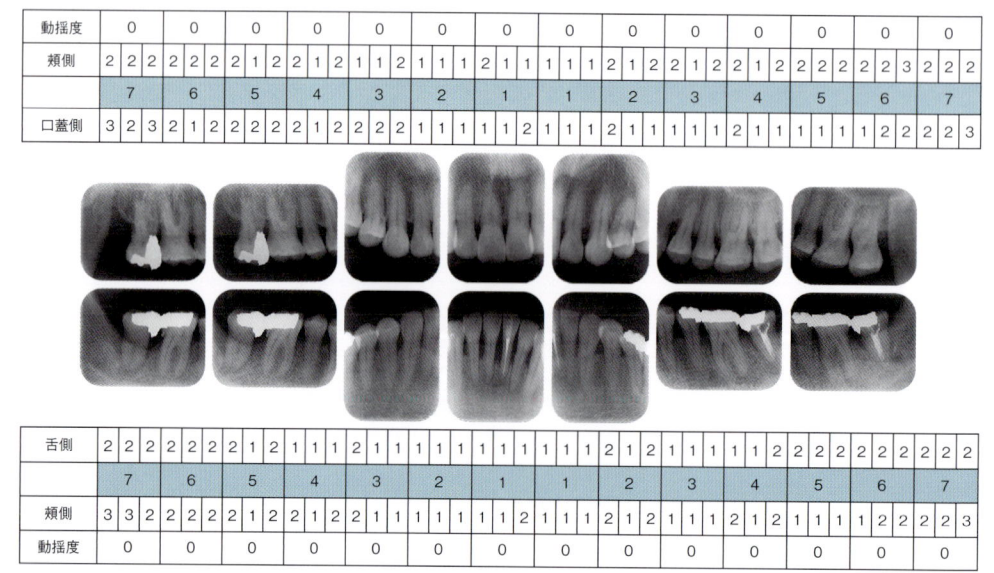

図13 メインテナンス時 X線写真と歯周組織検査
初診時に動揺を認めた上下左右の大臼歯部は骨が再生したことと, 補綴物を連結した形態にしたことで動揺は0度に改善した. ポケットプロービングデプスはすべて3mm以内で, 歯槽硬線の明瞭化を認めた.

スプリントを装着し，メインテナンスへ移行した（図11〜13）．

4―メインテナンス

メインテナンス中の現在，歯周ポケットは全顎3mm以下で安定しているが，仕事が忙しくなるとプラークコントロールが不良になりやすいため，歯周病の再発防止およびモチベーション維持のため来院間隔を月1回に設定し，歯周組織検査，口腔衛生指導，PMTC，スプリントの調整を行っている．

A. a. と *P. g.* の混合感染に対し，経口抗菌療法とFMDを行ったことで歯周病原細菌の除菌を早期に達成することができ，治療期間の短縮もはかることができた．また，全身疾患を有し，歯科治療に恐怖心の強い患者であったが，全身管理下での静脈内鎮静を併用したことで術中の不安を軽減し，患者の信頼を得ることができた．細菌のリスク，全身疾患，歯科への恐怖心が強い侵襲性歯周炎患者に対し，3S-FMDは早期の感染源の除去に有効な手段である．

症例2　治療効率を優先したFMDの応用（Red Complexに感染した広汎型中等度慢性歯周炎患者に，歯周組織再生療法の前処置としてFMDを行った症例）

1―初診時

患者は50歳男性，喫煙歴があり，6年前まで1日1箱，25年間継続して喫煙していた．2週間前より⌊6 の歯肉腫脹を憶え，精査加療を希望し当診療所を受診した．患者は高血圧症に罹患しており，Ca拮抗剤を服薬中で初診時には血圧が110/80と良好にコントロールされていた．歯科的既往歴は，10年前より半年に1度検診で近医に通院しクリーニングを受けていた．2年前に歯周病が原因で⌊7 を抜歯したとのことだった．初診の6か月前に左下臼歯部に腫脹と自発痛を憶え近医を受診し，SRPを行ったが症状は改善せずにそのまま放置していた．主訴の左上臼歯部の辺縁歯肉には腫脹，発赤を認めた（図14）．⌊6 の近心頬側の歯周ポケットは11mmと深く，臼歯部には全顎的に垂直性骨欠損を認めた（図15）．本患者の歯周病の発症・進行には歯周病原細菌の関与が疑われたため，Realtime-PCR法による細菌検査を行った．サンプリングは⌊6 遠心頬側から行い，検査の結果 *Porphyromonas gingivalis* が29.07%，Red Complexが38.12%と基準値を上まわり検出された．

従来型の複数回のSRPは，前述（p.48「FMDと複数回のSRPのエビデンス」）のよう

①正面観

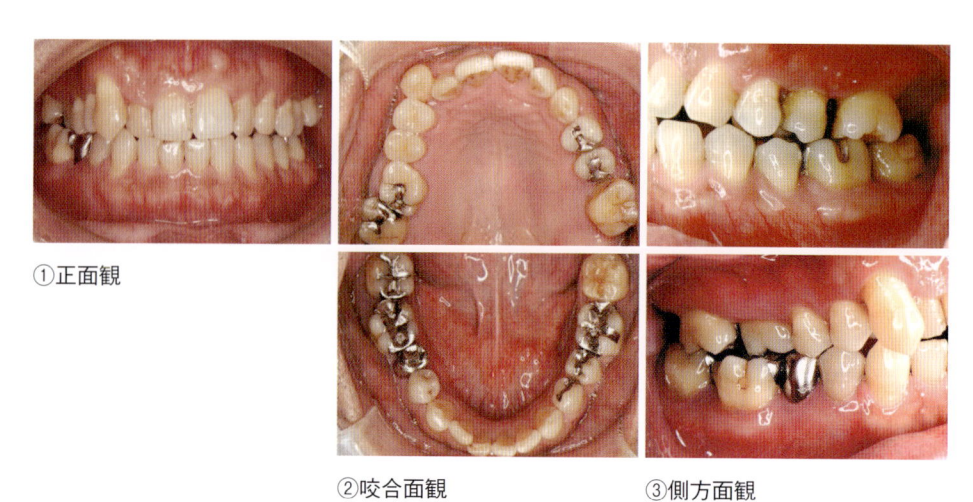

②咬合面観　　　③側方面観

図14　初診時口腔内
全顎的に歯肉腫脹，1|1 に排膿を認める．

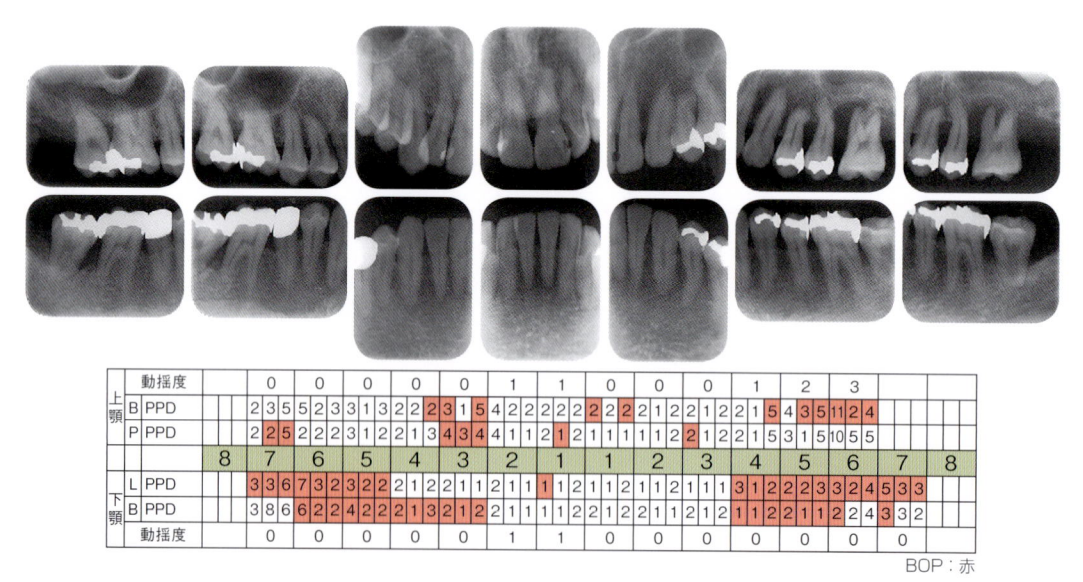

図15　初診時14枚法と歯周組織検査
全顎大臼歯部の垂直的骨吸収を認める．特に左上臼歯部の吸収が著しい．

BOP：赤

に未処置部位から処置部位への細菌の再感染が危惧されることに加え，治療が複数回にわたることから来院回数や来院期間が増加し，歯周基本治療期間中にドロップアウトしてしまう患者も少なくはない．本患者の職業は消防士で，多忙なため来院できる日が限られていた．治療期間の短縮と処置部位の再感染防止を目的とし，歯周基本治療にFMDを取り入れることを歯科医師と計画した (表4)．

表4　治療計画

①問診，臨床検査，Realtime-PCR法による細菌検査
②診断，治療計画の立案
③経口抗菌療法を併用した歯周基本治療（口腔清掃指導，歯肉縁上スケーリング，FMD）
④歯周組織検査（再評価），Realtime-PCR法による細菌検査
⑤保存不可能な6̲の抜歯
⑥部分床義歯装着
⑦左上，右上，右下大臼歯部の垂直性骨欠損に対する歯周組織再生療法
⑧再評価
⑨スプリントの装着
⑩再評価
⑪メインテナンス

2 ― 基本治療の選択

　FMDの方法は，p.87で示されているようにさまざまな方法があるが，本患者は高血圧症に罹患しているものの，服薬でコントロールされていたため早期の感染源の除去と術後の菌血症を予防する目的で歯科医師の診断のもと経口抗菌療法とOS-FMDの併用療法を選択した．抗菌薬は細菌検査，問診，投薬試験結果に基づきテトラサイクリン系のミノマイシンが歯科医師によって処方された．

　抗菌薬を長期間投薬する場合，さまざまな注意点があるが，服用忘れや副作用の問題に特に注意を払わなければならない．服用し忘れや服用の遅延があった場合，治療効果の減少や，もし耐性菌が出現した場合に菌交代現象が起こる可能性があるため，細心の注意が必要である．歯科衛生士は服用開始に至るまでの全身症状や，投薬歴，家族歴などの内科的問診，就業状態や精神科的問診，注意深い観察を行い，投薬開始後は飲み忘れや服用時間や服用量に間違いがないかを確認・指導するとともに，体調不良や副作用が発現していないか問診し，服薬期間中の全身状態，服薬状況を歯科医師に報告する大切な役割を担っている．本患者は寡黙で内向的であったため，当初は積極的に問診することが難しかった．投薬前の口腔清掃指導のなかで徐々にコミュニケーションをはかり，複数回に分けて問診した．口腔清掃指導は患者の来院日時が限られているため，短期間で効果的に清掃技術を習得できるよう口腔内写真などの視覚的ツールを使用し清掃方法を指導した．自分の口腔内がより客観的にみられるよう，前回来院時と当日のプラークを染色した口腔内写真を患者にみせ比較してもらった．また，多忙な日常においても短時間で効率よく清掃ができるよう，タフトブラシを部分的に使用するように指導した．口腔衛生状態は改善し，徐々にこちらの問診に対し忌憚なく受け答えするようになった．

3 ― 抗菌薬投与に際して

　投薬開始に際し，歯科医師の処方・指導のもと投薬試験を行った．朝，診療所に来院してもらい，歯科医師により経口抗菌療法に使用する薬剤（ミノマイシン）の1回分量を投薬した．投薬直後にアナフィラキシーショックの有無を，血中濃度が最も上がる2～3時間後にふらつき・吐き気などの副作用の有無を確認した．投薬後7～8時間後に電話で皮膚の発赤・かゆみや胃腸障害などがみられていないか確認した．投薬試験で異常を認めなかったため，当初の予定どおり治療にはミノマイシンが選択されることになった．

4 ― 投与中の注意事項

　投薬期間中は服薬や受診日の日程をカレンダーに記載し，多忙な患者がその日が投薬何週目か，次回の来院予定日がいつかを一目で確認できるようにした．カレンダーを患者だけではなく担当歯科衛生士，受付スタッフも共有し，3者でトリプルチェックをかけ服薬ミスや受診忘れが起こらないように対策を立てた（図16）．FMD当日は，来院時に体調確認を行い，血圧や脈拍などのバイタルサインの測定を行い，術前に患者の全身状態を再度確認した．患者は緊張した表情をしていたがバイタルサインに異常は認めなかった．施術中もモニタリングを行い，患者の全身状態に問題がないことを確認しながら手技を進めた（図17）．その後の治療経過は良好で，初診時に検出された歯周病原細菌はすべて検出感度以下になった（表5）．

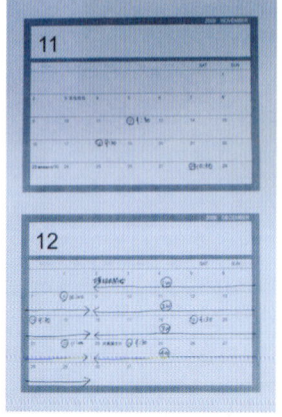

図16　患者と受付・歯科衛生士の3者で共有したカレンダー

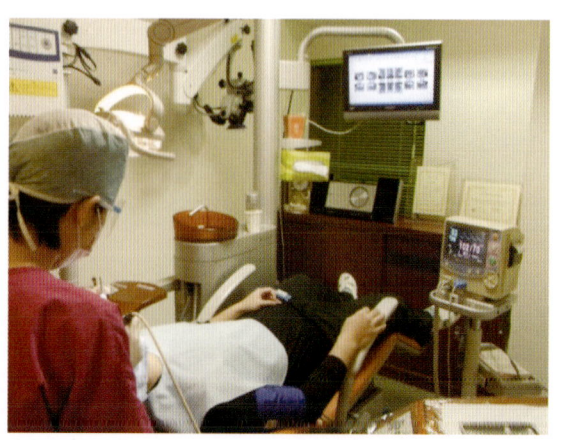

図17　FMDをモニタリング下で行った

表5 細菌検査結果
同定した菌の除菌が確認された．

初診時

総菌数	7,891,680	
A. actionomycetemcomitance	検出感度以下	------
P. intermedia	90,520	6.46%
P. gingivalis	2,294,080	29.07%
T. forcythia	204,680	2.59%
T. denticola	509,960	6.46%

再評価時

総菌数	13,082,680	
A. actionomycetemcomitance	検出感度以下	------
P. intermedia	検出感度以下	------
P. gingivalis	検出感度以下	------
T. forcythia	検出感度以下	------
T. denticola	検出感度以下	------

5―基本治療後の対応

　初診から複数回のカウンセリングを重ねて，綿密なスケジュールを立てたこと，仕事に支障をきたさずにスムーズな来院で基本治療を終了できたこと，一連の処置のなかで患者の血圧は常に安定していたことが，基本治療後に予定していた歯周組織再生療法への大きなモチベーションとなった．左上，右上，左下臼歯部の歯周組織再生療法を行い（図18），上顎欠損部に部分床義歯を装着した．

　メインテナンス時，歯肉の発赤，腫脹は改善し，全顎臼歯部に認めたポケットは改善した．垂直性骨欠損もX線写真上で改善を認めた（図19）．患者は開咬で夜間のブラキシズムの習癖があるため，臼歯部にかかる咬合力の分散のために，夜間にナイトガードを装着している．また，現在多忙なため義歯で欠損部を補綴し，良好な経過をたどっているものの，矯正治療，インプラント治療が必要である．

　上記のように，歯周基本治療にFMDを取り入れることは，治療期間の短縮や処置部位の再感染防止だけでなく，外科処置への動機づけにもなった．よって治療効率を優先したFMDは，高い治療効果を得ることができるといえる．

術　前　　　　　　　　　　　　　　　　　　術後1年

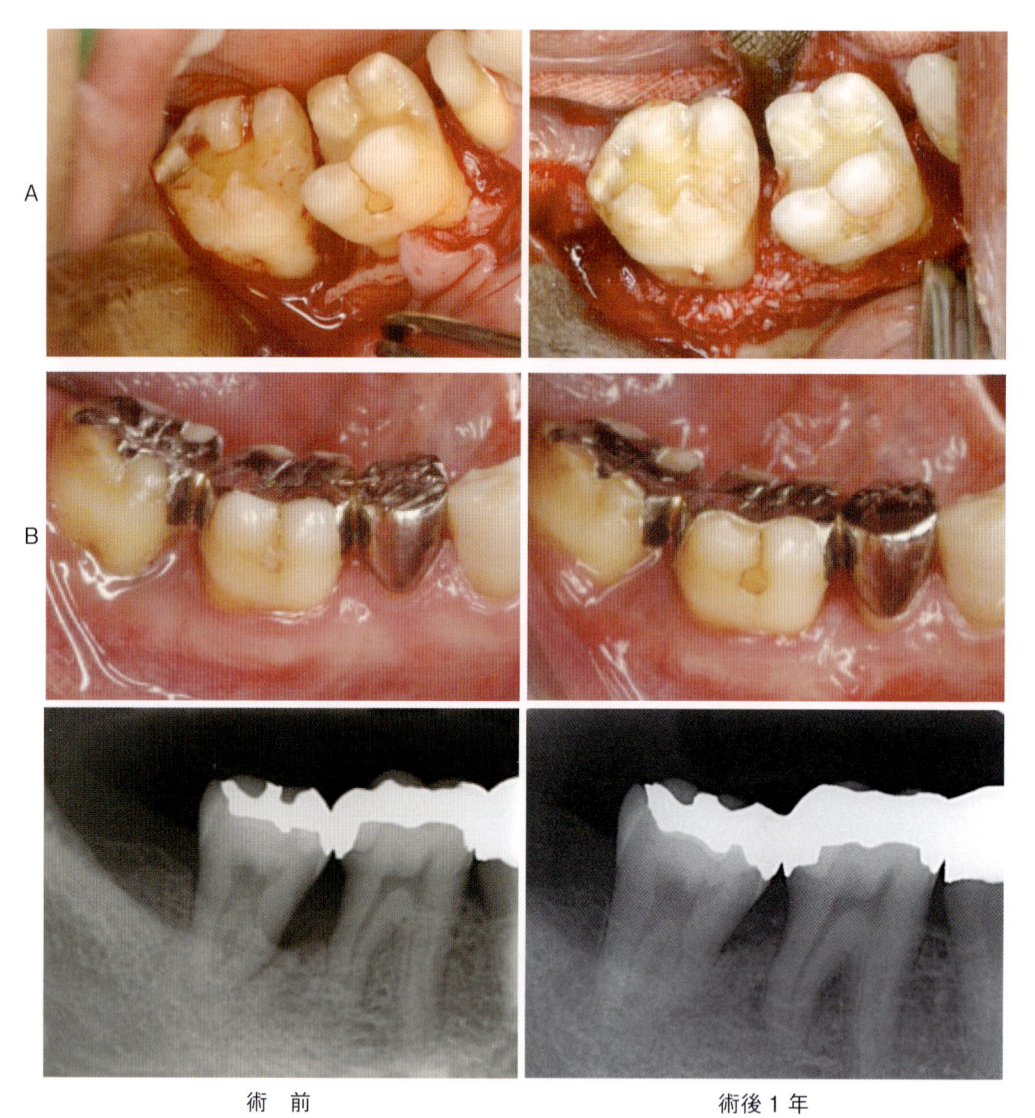

図18　臼歯部に行った再生療法と施術前後のX線

A：7̄6̄間の垂直性骨欠損に対し行った歯周組織再生療法．
B：7̄6̄再生療法前後の口腔内写真とデンタルX線写真．
　　7̄6̄間の垂直性骨欠損は，X線上で改善を認めた．

①正面観　　　　　　　　　　　　　　　　　　　　

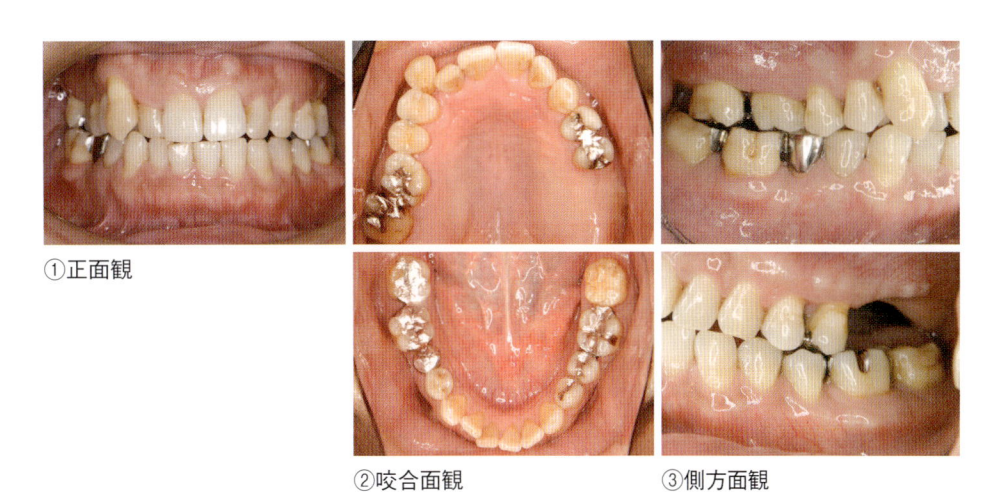

②咬合面観　　　　③側方面観

図19　メインテナンス時口腔内（2012年2月17日）.
初診時に認めた全顎的な歯肉腫脹，1|1 の排膿は改善した．上顎前歯部にはスティップリングを認める．

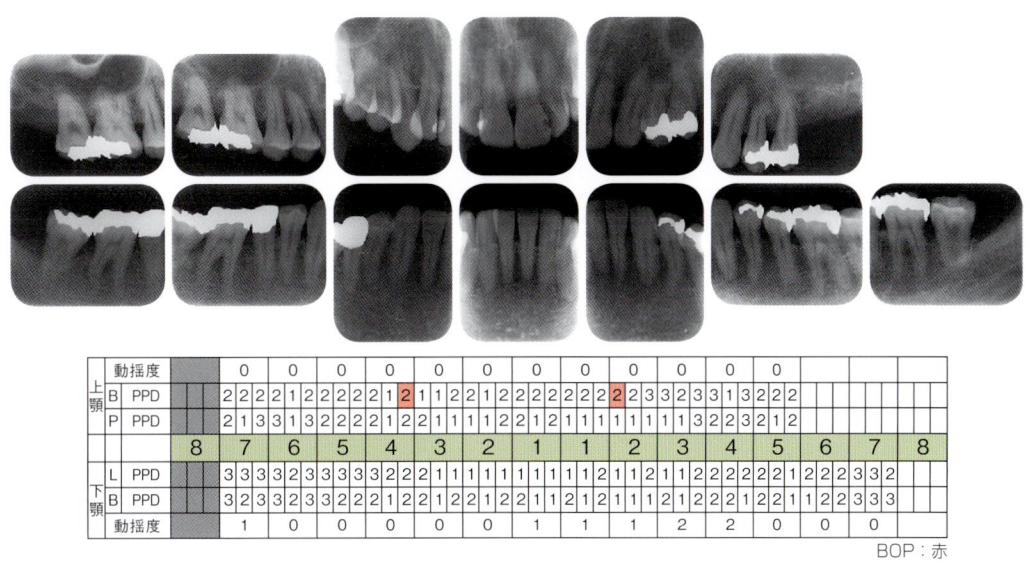

図20　メインテナンス時14枚法と歯肉組織検査
全顎的にPPD値は改善した．

BOP：赤

1－フルマウスディスインフェクションの症例

Chapter 4 — ケースプレゼンテーション

Initial Preparation Based on New Evidences

2 抗菌療法の症例

症例1 全身疾患と抗菌療法併用の歯周基本治療

1 ― 全身疾患と歯周治療

　全身疾患を伴う歯周病患者への治療は，生命の危機にもつながる合併症を引き起こすことがあるため，歯周外科やインプラントなどの観血的処置は全身疾患であることが不適応症とされてしまうことも少なくない．特に循環器系疾患などでは歯周病の進行により増殖した歯周病原細菌が血管内に入り込み，菌血症となることで全身への影響を及ぼすリスクは高くなる．そのようなハイリスク患者に対しては，全身管理が必須となり，また抗菌療法を併用することで，観血処置を伴う歯周基本治療や外科治療に際しての偶発症のリスクや感染のリスクを抑えなくてはならない．

2 ― 症　例：全身疾患を伴った重度歯周炎患者の歯周治療

　患者は，61歳女性で非喫煙者である．下顎前歯部が食事中に突然グラグラしたとの主訴で，不安になり来院した．主訴部位は2005年10月に連結クラウンを装着し，現在に至っていた（図1〜4）．

　家族歴に全身的特記事項はなく，医科的既往歴，歯科的既往歴の詳細な問診から，患者は30代前半に完全房室ブロックで徐脈となっていると診断された．その後，人工ペースメーカーの植え込み手術を受けており，2007年までに5度の心臓手術を受けていた．

　歯科は定期的に受診しており，20〜30代の頃齲蝕治療で通院していたにも関わらず，40代では二次齲蝕や歯周病が原因で徐々に抜歯されたという．部分床義歯を装着するようになってから口腔内が乾きやすくなり，内科を受診した際，シェーグレン症候群が疑われ現在まで経過しており，58歳のときに骨粗鬆症の境界値であると診断を受けている．上顎は総義歯になり，患者曰く，主訴である下顎前歯の連結冠を装着したあと数年で体調不良のことが多くなり，免疫力も低下してきているようであった（表1）．

　初診時のX線所見から，すべての残存歯が保存不可能であり，口腔内が乾燥しやすいことや義歯の安定が得られるだけの顎堤もなかったことを考慮し，インプラント治療を推奨した．患者は，家族や友人などから，「人工ペースメーカーを装着しているとインプラント治療に影響を及ぼすかもしれないから心配だ」と反対され

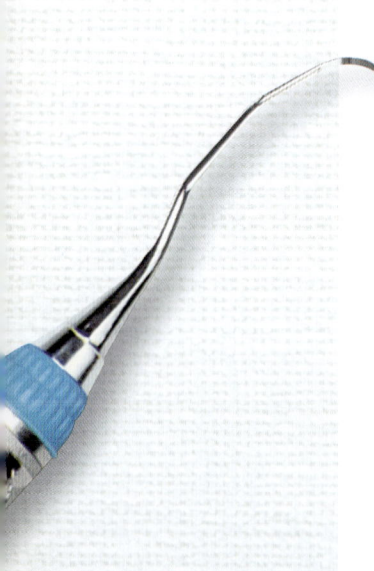

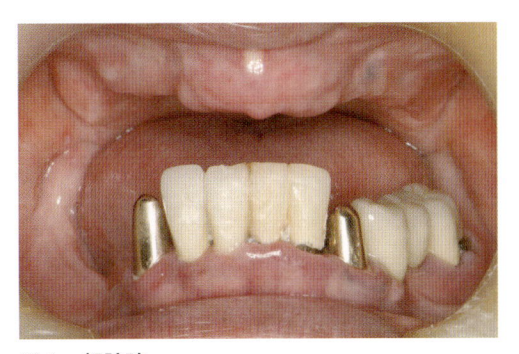

図1 初診時
残存している下顎前歯部には多量のプラーク付着，歯肉の発赤，腫脹を認めた．4̄6̄にはフィステルが認められ，下顎は3|3支台のコーヌス義歯を装着していた．

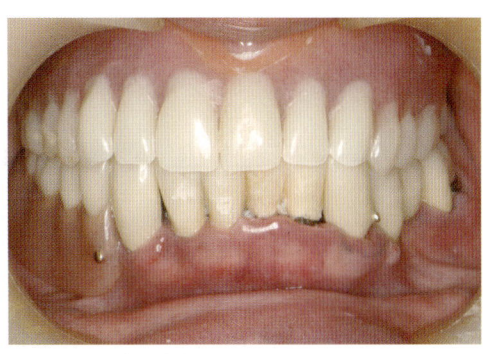

図2 初診時義歯装着後
上顎は総義歯で，装着時は上下顎の正中が合っておらず，配列が不適切であった．40代の頃より約20年間義歯を装着していたため，顎堤の吸収が著しく，フラビーガムが認められ，義歯は安定していなかった．

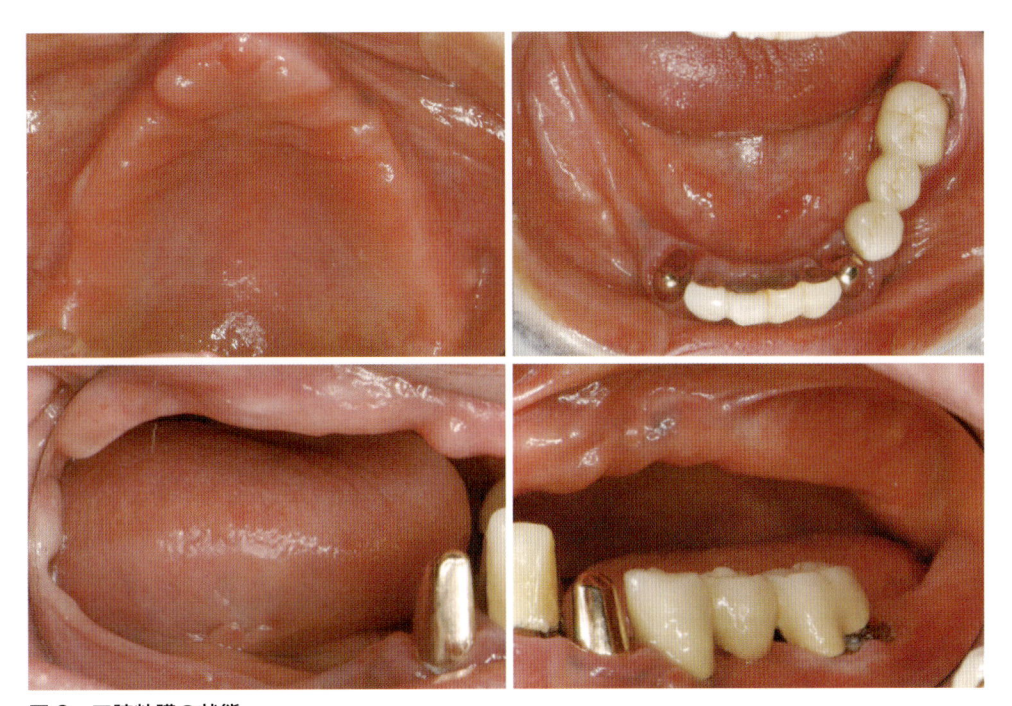

図3 口腔粘膜の状態
舌にしわがなく，プラークの付着，粘膜の乾燥状態から唾液分泌量が少ないと考えられ，カリエスリスクが高いことも推察された．

たことに影響され，インプラント治療に対する不安感や恐怖心を強く持っていた．そのため数回のカウンセリングを行い，各々の問題点に対応策をリストアップし，解決法を提示することで治療の同意を得た（表2）．

2―抗菌療法の症例 115

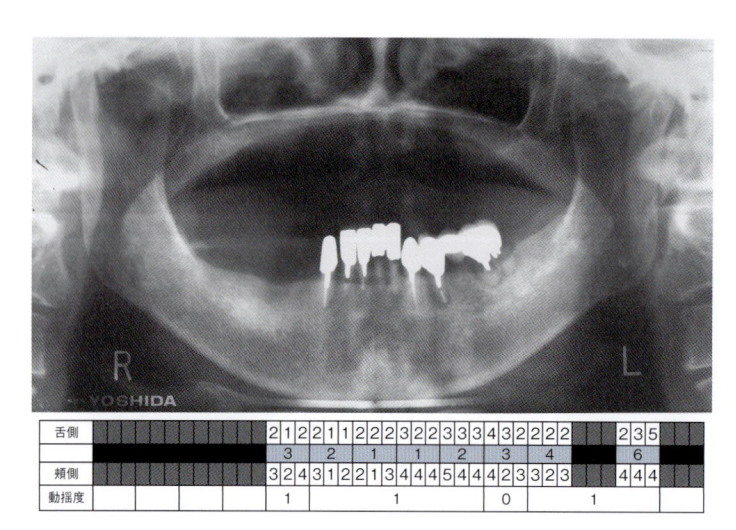

図4 初診時パノラマX線と歯周組織検査の結果
水平的な歯槽骨吸収,縁下カリエス,コアの脱離,歯冠部の破折が認められ,ほぼすべての残存歯が保存不可能であった.

表1 患者の医科的・歯科的既往歴

	医科的	歯科的
20代	特記事項なし	齲蝕治療で頻回に歯科を受診 歯周病の指摘を受けたことはない
30代	子育ての忙しさから,疲労,ストレスを強く感じるようになる **34歳** 　突然の胸部痛で,緊急入院 　→徐脈 　『完全房室ブロック』 　と診断を受ける 　人工ペースメーカー 　植え込み手術を受ける	
40代	3度目のペースメーカー（リード線）植え込み手術	二次齲蝕,破折,歯周病が原因で徐々に抜歯 部分床義歯を装着 口渇を感じる 　→シェーグレン症候群と診断
50代	**57歳** 　5度目の心臓手術→経過良好 　定期的に内科受診 **58歳** 　骨粗鬆症の診断を受ける 　（境界値）	上顎総義歯装着 **58歳** 　下顎前歯連結冠装着後, 　全身の関節痛が出る
60代	体調不良が続き,免疫力の低下が疑われる	下顎前歯部が動揺し保存不可能な状態

3 ─ 抗菌療法併用の歯周基本治療

　治療計画に基づき,歯周基本治療に先立った全身管理のための問診と検査を行った.問診から患者の免疫傾向や薬剤に対する体の反応やアレルギー傾向を詳細に聞き取った

表2 患者の問題点と対応策

全身的問題点 ペースメーカー装着による細菌性心内膜炎のリスク，口腔乾燥症	全身管理下で治療を行い患者の安全を確保するとともに，口腔内乾燥症に対してはヒアルロン酸洗口液の使用や術中は口腔内が乾燥しないよう頻繁な洗浄を行うこととした．
局所的問題点 特異的歯周病原細菌の検出	歯周基本治療を行い，細菌性心内膜炎のリスクも考慮し，経口抗菌療法を併用することとした．
精神的問題点 痛がり，怖がり，意志，決断力が弱い	静脈内鎮静の併用，OPEの回数はできるだけ少なくし患者の苦痛を軽減することを考えた．
費用的問題点 全顎的にインプラント治療を希望しているが，費用に限りあり	患者とも相談した結果，最終的に上顎は総義歯を再製し，下顎のみフルインプラントブリッジにすることとした．

表3 内科的・精神科的問診による全身疾患のリスクアセスメント

内科的問診	身長・体重・既往歴・現病歴・アレルギーの有無・免疫傾向・2親等以上の家族歴・排泄間隔と状態・妊娠月経　他 薬剤の種類・投与量・投与方法の決定
精神科的問診	学業・就業状態・精神状態・家族との関係 精神状態の把握と対応（心もケア）に応用

・内科的問診は，薬剤の種類や投与量，投与方法の決定など，体の治療に対する反応性の参考にする．
・精神科的問診は，家庭環境であったり，経済的な面など，患者の心のケアに応用するのと治療計画の立案に際し参考にする．
　特に，内科的問診のなかでも2親等以上の家族歴は，薬剤に対するからだの反応やアレルギー傾向を知るための重要な情報の一つになるので必ず聞き取るようにする．

(表3)．

　これまでの歯を失ってきた経緯からも，患者は重度の歯周病に罹患していることが推察され，この状況でインプラント治療を行ったとしても天然歯同様に歯周病に罹患してしまうリスクが予想された[1]．また，人工ペースメーカーを装着していることで歯周病原細菌の存在が細菌性心内膜炎を引き起こすリスクとなるため[2,3]，細菌検査を行った．結果，*Porphyromonas gingivalis*, *Tannerella forsythia*, *Treponema denticola*（=Red Complex）が検出された．Red Complexの検出限界値が5％未満なのに対し比率が7.2％であったため，重度の歯周病であることが疑われた．患者の細菌性心内膜炎の予防と菌血症の回避を念頭に置き，早期の原因菌の除菌と進行中の歯周組織破壊からの脱却のため，担当医により抗菌療法併用の歯周基本治療が選択された(表4)．投薬は，診断によりテトラサイクリン系抗菌薬が処方され，4週間の投与を行った[4]．

　菌血症から細菌性心内膜炎を引き起こさぬよう，口腔内総細菌を可能な限り減少させる

表4 細菌検査結果（PCR-Invader法）
Red complex の検出限界値が5%未満なのに対し，比率が7.2%であるため重度の歯周病であることが疑われた．

	菌数	対総菌数	基準値	
総菌数	680,000			
A. actinomycetemcomitans	10 未満	0.00%	< 0.01%	
P. intermedia	10 未満	0.00%	< 2.5%	
P. gingivalis	22,000	3.24%	< 0.5%	Red Complex 7.2% （基準値< 5.0%）
T. forsythensis	25,000	3.68%	< 0.5%	
T. denticola	1,900	0.28%	< 5.0%	

べく，グルコン酸クロルヘキシジン（CHX）溶液を用いての口腔清掃指導を行った．CHXアレルギー反応検査の後，アレルギー陰性であることを確認し，自宅にてCHX含有の含嗽剤を使用してブラッシングを行ってもらい，口腔内総細菌数の減少に努めた．ブラッシング方法は，すべての残存歯周囲の歯肉に炎症傾向があったため，初回はソフトタイプの1列ブラシでバス法を指導した．

来院時にも0.5%CHX溶液による術者みがきを行い，徐々に歯肉の炎症も改善した．3回の口腔清掃指導を経て，抗菌療法を開始した．投薬中は，副作用によるめまいや吐き気の有無，服用忘れの有無，体調確認の詳細な問診をとり，縁上プラークと縁上歯石を徹底的に除去した．

抗菌療法3週目にFull Mouth Disinfection（FMD）を行った．FMD当日，患者は極度に緊張しており，口腔内清掃と浸潤麻酔に時間をかけた．術中は生体監視モニターでバイタルサインを10分ごとに計測して観察し，施術に約2時間を要した．

実際のスケーリング・ルートプレーニングでは，歯周組織を傷つけることが菌血症を誘発させる要因となるため，スケーラーの挿入角度や掻き揚げ動作に十分配慮した．スケーリングは超音波スケーラーを使用し，その後ルートプレーニングでグレーシーキュレット11/12・13/14・ミニファイブを使用した．特に前歯部は動揺が強かったため，レストのポジショニングに気をつけた．

FMD終了後も継続して処方された残りの抗菌薬を服用してもらい，4週目の抗菌療法終了時には歯肉の炎症は著しい改善を認めた．

抗菌療法，FMD後，すべての歯周病原細菌は検出限界以下となり，今後のインプラント治療の予後を予測するうえで非常に前向きな結果が得られたため，インプラント治療へ移行した[5]．

4 ─ 全身管理下でのインプラント手術

　手術当日は，口腔内の清掃と消毒を行うと同時にバイタルサインのチェックも行い，体調に問題がないことを確認した．患者の細菌性心内膜炎のリスクに備え，全身管理下での手術のため，術前に患者の全身状態を最終確認した．患者は手術に対し極度の不安と恐怖心をもっており，過度の緊張から急激な血圧上昇や頻脈になることが予測されたため，静脈内鎮静法も用いた．患者の万が一の急変に備え，鎮痛薬，降圧剤，昇圧剤など担当医の指示ですみやかに輸液への投与薬剤が追加できるように準備し，手術を開始した．

　手術は，術者（担当医），アシスタント（担当歯科衛生士），外まわりアシスタント，バイタルサインを監視する記録者の4人で行った．術中の記録者が，バイタルサインの変化を注意深く観察し，薬剤の種類と投与量を記載し，分単位で患者の体調を記録した（図8）．

　1回目の手術で，$\overline{3|3}$を除くすべてを抜歯し，インプラント4本，テンポラリーインプラントを埋入した．骨のある$\overline{7|7}$相当部は即時荷重，骨の少ないところはGBRを行い，2回法でインプラントを埋入した．1回目の術後から，下顎はコーヌスデンチャーからテンポラリークラウンの装着に変更した．

　2度目の手術で，残存していた$\overline{3+3}$に抜歯即時にインプラントを埋入し，テンポラリーインプラントの除去，二次手術と角化歯肉獲得のための遊離歯肉移植術を行った．

　その後の治療では上顎の総義歯を新製し，下顎のインプラント最終上部構造を製作した．下顎のフルインプラントブリッジは，歯冠形態が長い構造であるため，舌側はヘッドが湾曲したワンタフト形態の歯ブラシを使用し，プラークコントロールは良好に維持されている．現在はメインテナンスへ移行し，経過は良好である（図9，10）．

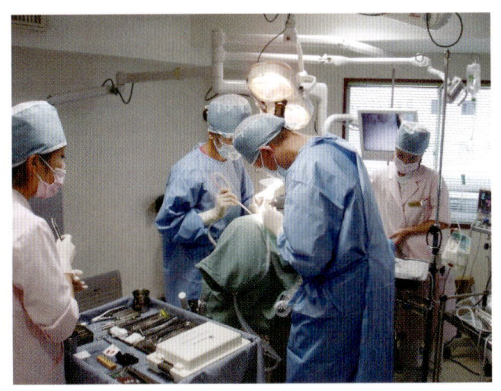

図8　全身管理下での手術中の様子
術者・アシスタント・外まわりアシスタント・記録者の4名で手術を行った．

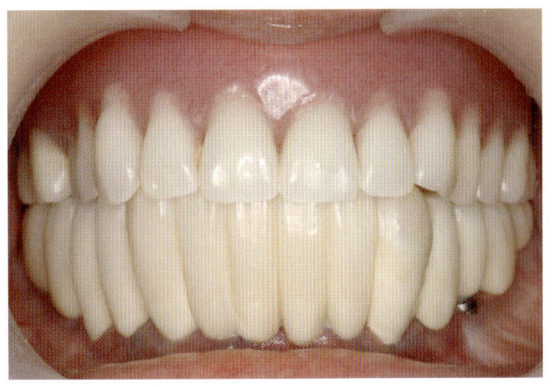

図9　2009年メインテナンス時
体調に問題はなく経過は良好である．

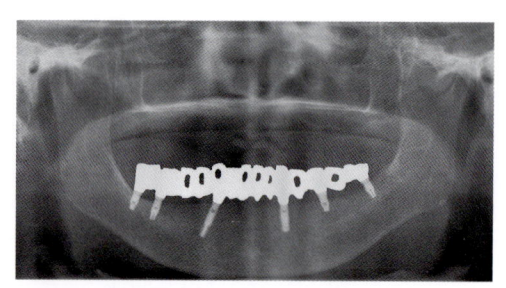

図10 2009年メインテナンス時
体調に問題はなく経過は良好である

症例2 インプラント周囲炎回避のための歯周基本治療時の抗菌療法

　インプラント周囲炎は，インプラントの周囲組織に起こる炎症性病変である．インプラント周囲粘膜炎とインプラント周囲炎の二つに分類され，天然歯の歯肉炎や歯周炎と同じように歯周組織に炎症を起こす病変である．その原因としては，不十分なプラークコントロール，歯周病原細菌の感染，全身疾患，喫煙，過重負担などが考えられる．

1─症　例

1）初診時

　患者は63歳女性，初診日は平成17年8月3日．主訴は歯周病を治したいということであった．

　長年継続的に歯科を受診していたにも関わらず歯周病で歯を3本喪失しており，今後の治療に不安を感じて近くの病院歯科で歯周病専門医である当診療所を紹介された．患者にはこれ以上歯を抜かれたくないという思いが非常に強くあった．強い痛みや出血などの臨床症状はないものの，4|に違和感を憶えていた．既往歴は，右膝の関節痛以外は特記事項はなく，40年にわたり1日20本程度喫煙していた．

　口腔内所見は3|から|1の唇側歯頸部にかけ白斑病変を認めた．歯肉の性状は線維性で硬く肥厚しており，これは喫煙の影響と思われた．メラニン色素の沈着も認められた．前歯部のプラークコントロールは良好であったものの，歯肉の形態には不正形を何部位か認め，歯肉縁下歯石，感染セメント質の取り残しが原因の炎症の残存が予測された．下顎前歯部では骨吸収のX線所見に比して歯肉退縮量が少なく，1|1の正中には歯間乳頭部の陥凹を認めた．|1の唇側歯頸部には不良補綴物の歯肉縁下不適合により歯肉の段差を認めた．4|にはフィステル，|6の頬側分岐部も炎症による発赤を認めた（図11, 12）．

　また長い喫煙歴に対しては，喫煙が全身や歯周病にいかに大きな影響を及ぼすのかということを詳細に説明したところ，患者は非常に熱心に話に耳を傾けてくれ，禁煙を決意し

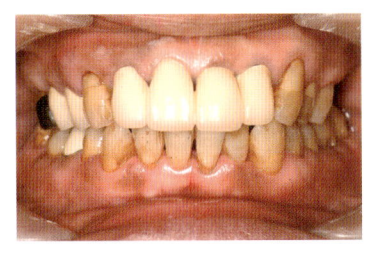

図 11　初診時正面観
プラークはあまり付着しておらず患者の努力を認めるものの，歯肉は全顎的に発赤，腫脹を認める．

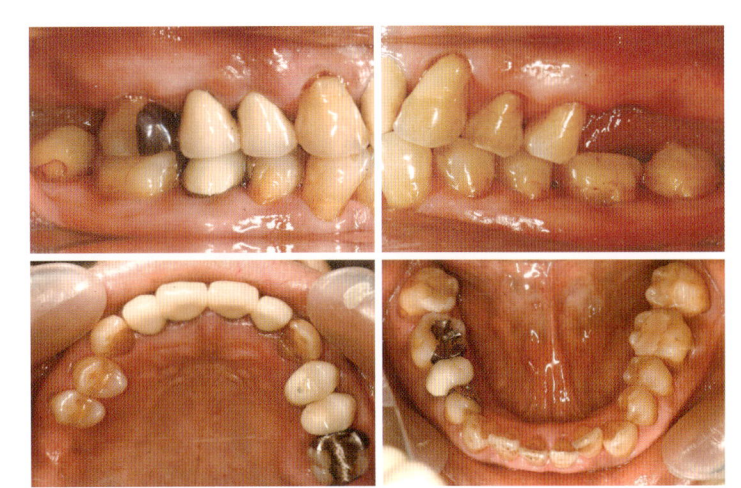

図 12　初診時左右側方面観，上下咬合面観
4̲ にフィステル，6̲ の頬側分岐部に発赤を認める．

実行してくれた．

　PPD は平均 3.92mm であり，6̲ は 2 度の分岐部病変であった．4̲ 近心には歯根破折が原因と思われる垂直性の骨欠損を認めたため，早期に抜歯した．4̲ には歯肉縁下歯石を認め，また 6̲ には分岐部病変と，さらにそこには歯肉縁下歯石も認めた (図 13)．

　前医で継続的に歯周治療を受けていたにも関わらず，歯周病が進行し何本かの抜歯を余儀なくされていたため，リアルタイム PCR 法による細菌検査を行った (表 5)．我々リサーチグループの調査による慢性歯周炎の総菌数の平均は 100,000 程度であり，その値と比較するとこの患者の総菌数 9,500 という値は非常に小さく，患者は積極的に口腔清掃に努めていることが推察された．しかし，検出された歯周病原細菌のうち，$P.g.$ の対総菌数比率が基準値 0.5% 未満であることに鑑みて，この患者の 20.0% という値は非常に大きく，$P.g.$ 感染による歯周病が疑われ，歯科医師の指示のもとミノマイシンを 4 週間服用する抗菌療法を行うことになった．

2) 抗菌療法の開始

　ミノマイシン服用の際は，必ず投薬試験を行い，副作用が出ないかを確認する必要がある．また，投薬試験中には問題がなくても，抗菌療法を開始して 3 日，1 週間と経過していくうちに副作用が出てくる患者もいるので，十分注意し来院ごとに必ず問診を行う．患者は飲み忘れや決められた服用時間から大幅にずれた時間で服用してしまう場合があるので，1 週間に 1 回は必ず来院してもらうのが望ましく，問診を含め細心の注意を払う必要がある．

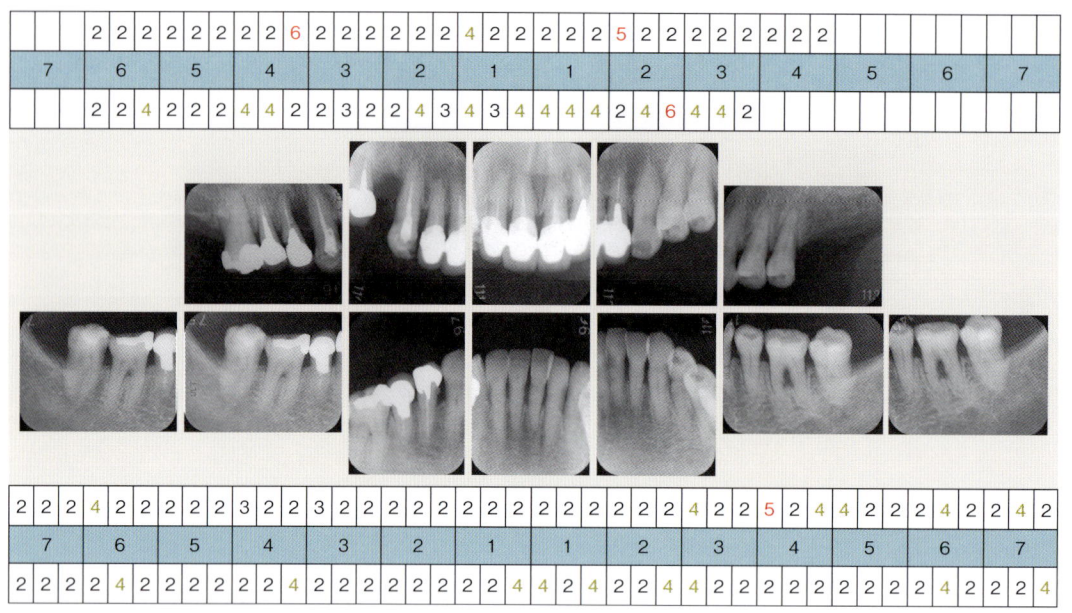

図13 初診時における歯周組織検査，デンタル14枚法所見
- PPDは，1〜3mmを黒，4mmを黄色，5mm以上を赤で示す．
- 2 4 ┼ 2 6 7 に歯肉縁下歯石を認める
- 6| に分岐部病変を認め，歯石沈着も認める．
- 7| は対合歯がないために挺出を認める．

表5 初診時細菌検査

P.g. が基準値を大きく超えて検出され，*P.g.* 感染による歯周病だと考えられる．

	菌　数	対総菌数比率	基準値
総菌数	9,500		
A. a.	0	0.00%	0%
P. i.	0	0.00%	< 5%
P. g.	1,900	20.00%	< 0.5%
T. f.	100	1.05%	—
T. d.	40	0.64%	—

3）再評価

　歯周基本治療後の細菌検査結果から，ほぼ除菌は成功したことが確認された．初診時20%あった *P.g.* の対総菌数比率も0%となった（表6）．下顎の両中切歯の間の歯間乳頭は回復しスティップリングも認められるようになった（図14，15）．

　初診時に認められた臼歯部の歯間乳頭の発赤，腫脹は消失した．平均ポケット値は3.92mmから1.63mmと大幅に減少した．X線所見でも全顎的に歯槽硬線の明瞭化を認め 6|分岐部の骨透過像を認めた（図16）．

　その後，前医で抜歯した 7 4|， |6 7 は，骨の回復を確認したうえでインプラント埋入を行った．インプラント埋入より6年経過した現在も良好で，インプラント周囲に炎症や

表6 再評価時細菌検査

初診時，P.g. の対総菌数比率が 20% と大きな値を示したが，再評価時には 0% まで減少し，除菌に成功したことが確認された．

	菌　数	対総菌数比率	基準値
総菌数	7,500		
A. a.	0	0.00%	0%
P. i.	0	0.00%	< 5%
P. g.	0	0.00%	< 0.5%
T. f.	61	1.03%	—
T. d.	0	0.00%	—

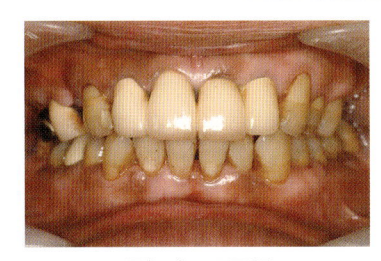

図14 再評価時の正面観
初診時に認められた歯肉の腫脹は消退し，暗かった歯肉の色も明るくなった．

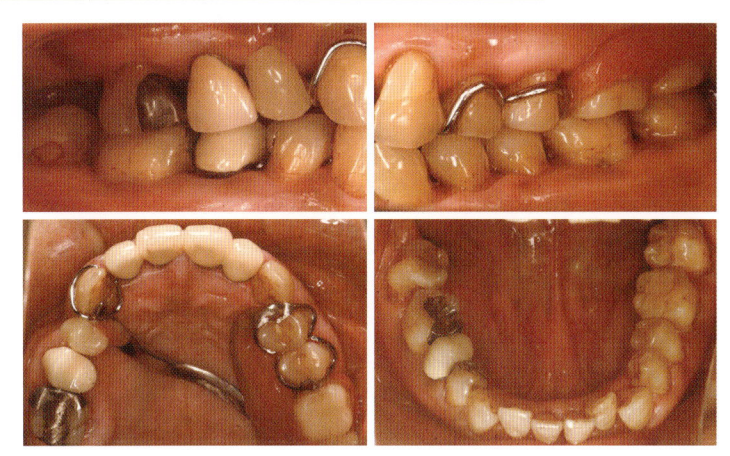

図15 再評価時
欠損部は，咬合の安定をはかるため，一旦義歯を装着してもらうことになった．

図16 再評価時
4mm 以上あった PPD は，すべて 1〜3mm で安定している．

2―抗菌療法の症例　123

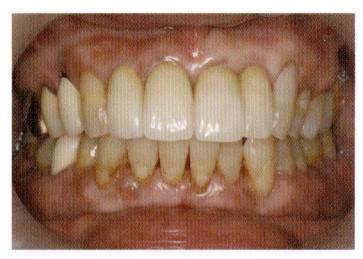

図17　現在の正面観
その後，義歯が装着されていた部位は，骨移植を行いインプラントを埋入した．インプラント埋入より6年経過するが，インプラント周囲に炎症や骨吸収は認められない．

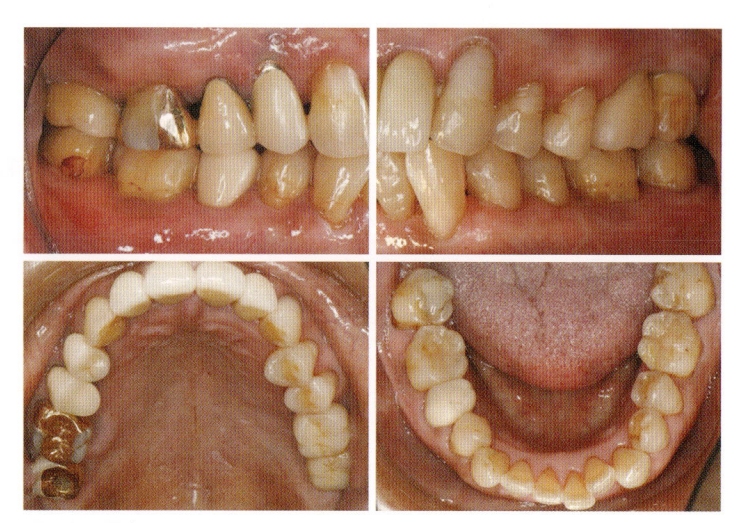

図18　現在
歯肉に発赤，腫脹などの炎症症状は認めない．

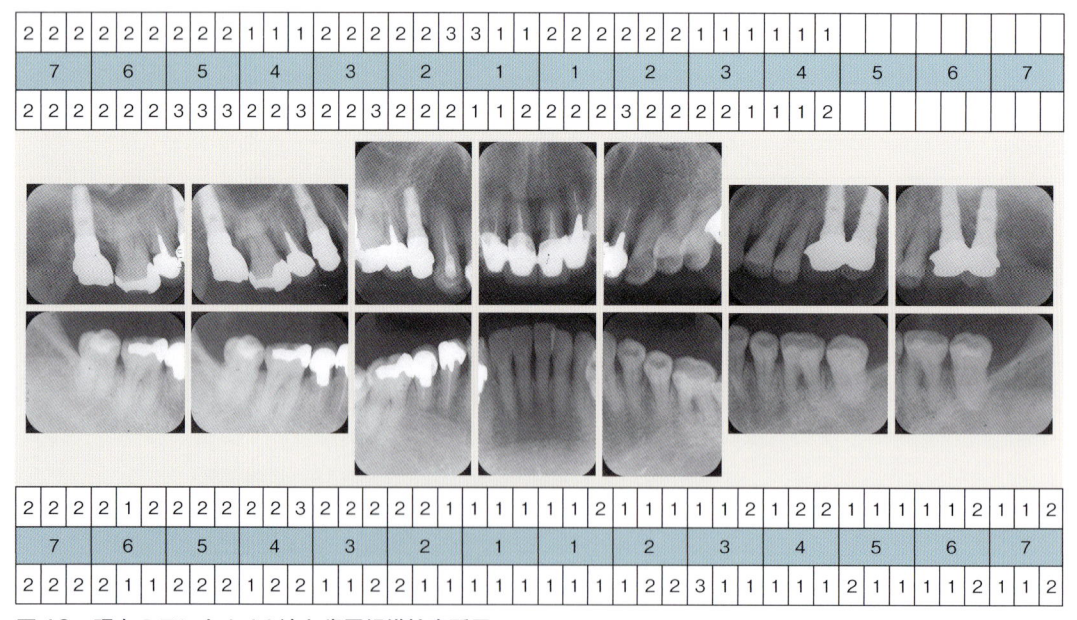

図19　現在のデンタル14法と歯周組織検査所見
PPDは全顎的に1〜3mmの状態を維持している．

異常な骨欠損は認められない（図17〜19）．

2—まとめ

以上のように定期的メインテナンスを受けても歯周病が進行してしまう場合，病因を特定し除去しなければいずれインプラント周囲炎になることは想像できる．よってインプラント治療前に細菌検査や抗菌療法を行うことはインプラント周囲炎回避に有効である．

Chapter 4 ─ ケースプレゼンテーション
Initial Preparation Based on New Evidences

3 Photodynamic Therapy の症例

症例 1　歯周基本治療における a-PDT の応用

1 ─ はじめに

　p.94「Photodynamic therapy の歯周基本治療への応用」で述べたように，a-PDT（antimicrobial Photodynamic Therapy）の特徴には，①短時間に歯周病原細菌を殺菌することができる[1]，②バイオフィルムを破壊する作用が期待できる[2,3]，③LPS などの解毒作用が期待できる[4] ということがあげられる．当診療所で導入している a-PDT のシステムである Periowave の臨床効果を示した文献では，SRP 単独療法，a-PDT 単独療法，SRP と a-PDT 併用療法の術後改善率を比較し，SRP 単独で 30％，a-PDT 単独で 40％，併用療法で 68％の改善率を示したと報告している[5]．また，SRP 前後に a-PDT を行うと，より効果的であるとの報告もある[6]．歯周基本治療における a-PDT の応用はまだ解明されていない部分もあるが，文献的にも臨床有用性の高い治療法と考えられる．

2 ─ 基本術式

　a-PDT は，SRP の術前と術後に 2 回行う[6]．2 回行う理由は，術前の a-PDT はバイオフィルムを破壊し，歯周ポケット内の細菌，細菌毒素を殺菌し，菌血症を予防するためである．術後の a-PDT は，感染性沈着物を除去したあとの歯周ポケット内と歯根面の殺菌が目的である．基本治療の基本はあくまで機械的な感染源の除去のため，a-PDT は補助的治療法であることを忘れてはならない．

1）歯周基本治療における a-PDT の臨床応用法
① 術者による歯肉縁上のプラーク除去（図 1）
　ワンタフトブラシやコットンなどを用いて機械的に歯肉縁上のプラークを除去し，バイオフィルムを破壊する．歯肉から出血させないように注意を払う．
② 必要に応じて浸潤麻酔を行う
③ 術前プロービング（図 2）
　歯肉縁下の探知を行うことで，歯周ポケットの形態，歯根面の状態や歯石の沈着状況を把握する．
④ 簡易防湿（図 3）

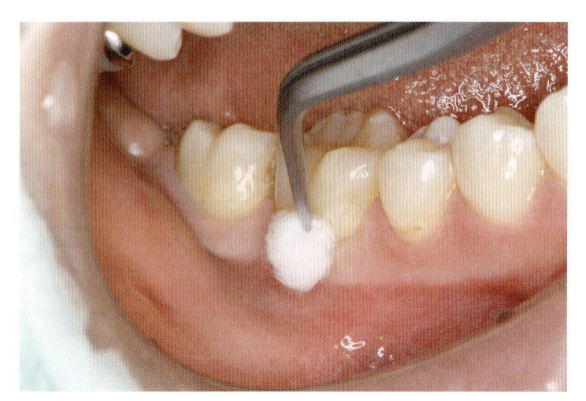

図1　歯肉縁上プラークの除去

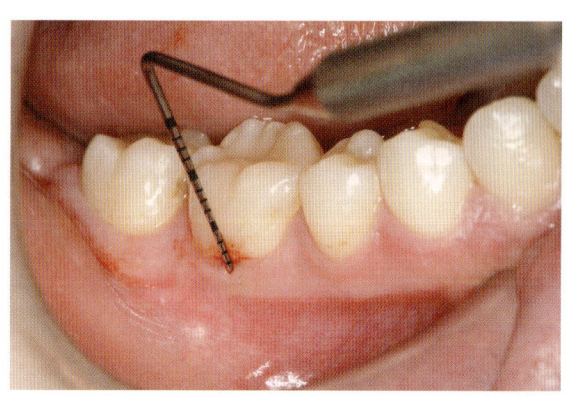

図2　術前プロービング
ポケットの深さ，歯石の沈着を確認する．

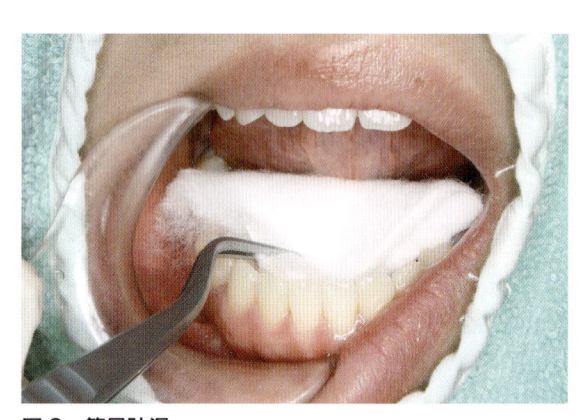

図3　簡易防湿
唾液が混入すると効果が減弱してしまう可能性があるため，必ず防湿する．

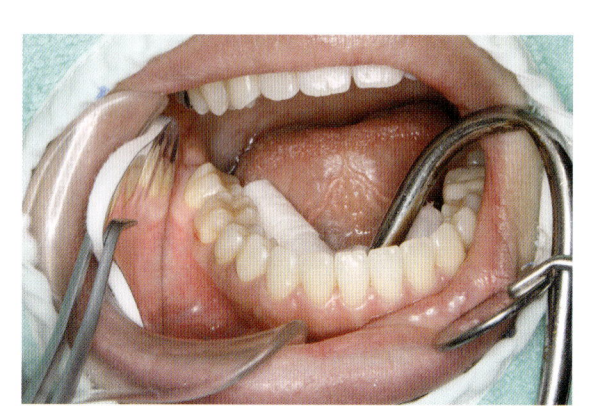

　細菌検査と同様，唾液が混入すると正しい効果を得にくい．というのも，次のステップで歯周ポケット内に注入する光感受性薬剤が唾液で希釈されてしまい，効果が半減してしまうからである．

⑤ 光感受性薬剤（biogel）の注入（図4）

　Periowave システムの場合には，0.01％メチレンブルー含有の光感受性薬剤"biogel"を歯周ポケット内に注入する．ジェルが歯周ポケットからわずかに溢れ出るくらいが適量である．

⑥ 光照射（図5）

　Periowave システムの場合には，ペリオライトを用いて1分間光照射を行う．ペリオライトの先端がポケット底部に到達するように挿入することがポイントである．a-PDT は光感受性薬剤と光が反応してはじめて効果を発揮するため，ジェルの量，ペリオライトの位置が臨床効果を大きく左右する．そのためにも，術前にしっかりと歯肉縁下の探知をし

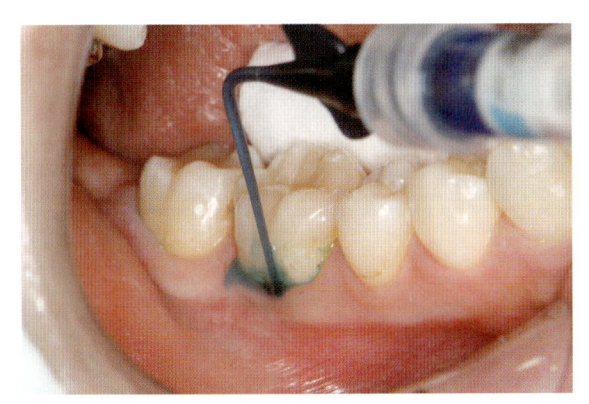

図4　バイオジェルの注入
ポケットから少しあふれ出るくらいが注入の目安である．

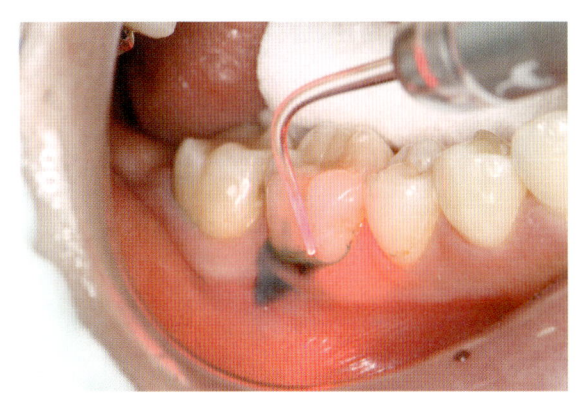

図5　光照射
ペリオライトをポケット内に挿入し照射する．

ておくことが必要である．

⑦ SRP

通法どおり，ハンドキュレットや超音波スケーラーでSRPを行う．

⑧ 2回目のa-PDTを行う

3 ― 症例 (図6〜12)

　患者は57歳男性．口臭が気になり，歯周病の精査・加療を主訴に当診療所に来院した．初診時，歯肉に発赤・腫脹は認めないが，上下左右臼歯部に深い歯周ポケットが存在し，デンタルX線検査で歯肉縁下歯石の付着を認めた．妻が重度歯周病に罹患し，当診療所で全顎的な治療を行った経緯があるため，本患者も歯周病原細菌の感染を疑い，細菌検査を行った．検査の結果，*P. gingivalis*，*T. forsythensis*，*T. denticola* が基準値以上検出された．組織破壊が臼歯部に限局していたため，まず口腔清掃指導を行い歯間部への歯ブラシの当て方と歯間ブラシの使用を指導し歯肉縁上のプラークコントロールを徹底した．患者は多忙のため，できるだけ治療回数を減らしたいとの申し入れがあったため，歯肉縁下のデブライドメントは1/6顎ずつのSRPではなく，1日で全顎のSRPを行うOne-stageフルマウスディスインフェクションを選択した．また，限局した組織破壊であること，OS-FMDによる菌血症の予防，歯周病原細菌の殺菌を目的とし，OS-FMDにa-PDTを併用して行った．

　FMD当日は，まず術者による超音波スケーラー，超音波ブラシ，タフトブラシ，デンタルフロス，歯間ブラシと至適濃度のグルコン酸クロルヘキシジンを使用し，機械的，化学的に歯肉縁上のプラークコントロールを行った．その後，上下左右に浸潤麻酔，伝達麻酔を行い，歯周ポケット内のサウンディングを行った．歯周ポケットの深い部位に対し，

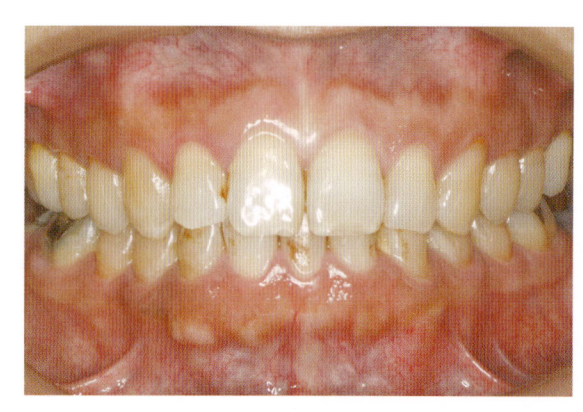

図6 初診時の正面観
プラーク，歯石の付着を認める．

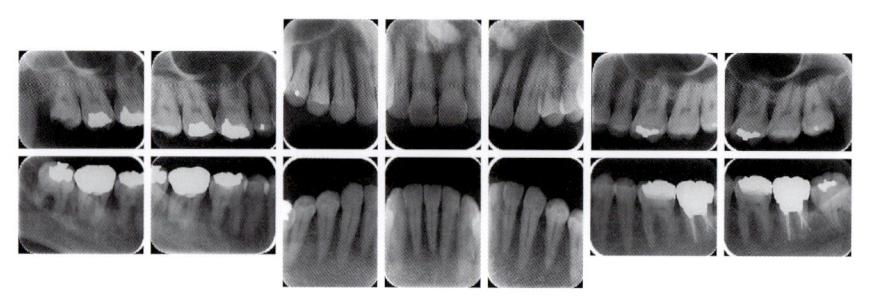

図7 初診時デンタル14枚法
歯肉縁下歯石の付着を認める．

図8 初診時歯周組織検査結果
臼歯部に深いポケットを認める．

1か所1〜2分Periowaveを用いてa-PDTを行い，歯周ポケット内の殺菌と細菌性毒素の無毒化を期待して行った．歯石に当たってペリオライトの先端がポケット底部まで到達しない場合には，その部位を記録し，術後にしっかりと光照射が行えるように配慮した．1回目のa-PDT後，超音波スケーラーとハンドキュレットを併用してSRPを行った．

SRP後，2回目のa-PDTを行った．a-PDTは光感受性薬剤と光があってはじめてその効果を発揮するため，biogelとペリオライトが歯周ポケット底部に到達するように注意深く施術した．

術中，術後に患者の体温上昇はなく，菌血症を疑う所見は認めなかった．また，術後1か月後に再評価検査を行った結果，PPDは改善し，歯周病原細菌も検出されなくなった（図9）．メインテナンスの現状も病状は安定している（図10～12）．a-PDTを歯周基本治療に併用し，十分な治療効果があったことが認められる．

	初診時		再評価（8か月後）	
	菌数	対総菌数比	菌数	対総菌数比
Total Bacteria	84,000	—	1,800	—
A. actinomycetemcomitans	<10	0.000%	<10	0.000%
P. intermedia	1,400	1.67%	<10	0.00%
P. gingivalis	2,500	2.98%	<10	0.00%
T. forsythensis	2,100	2.50%	10	0.01%
T. denticola	1,100	1.31%	<10	0.00%
F. nucleatum	530	0.63%	31	1.72%

図9　細菌検査結果
歯周基本治療後，歯周病原細菌は検出されなくなった．

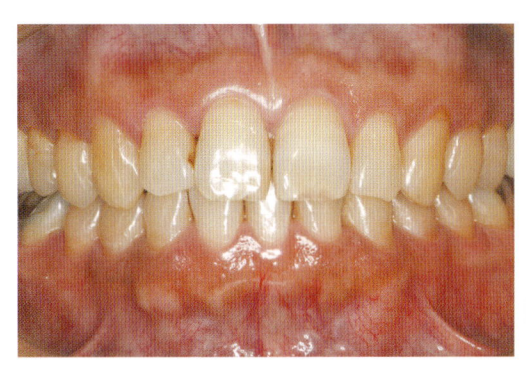

図10　メインテナンス時口腔内正面観
プラークコントロールは良好である．

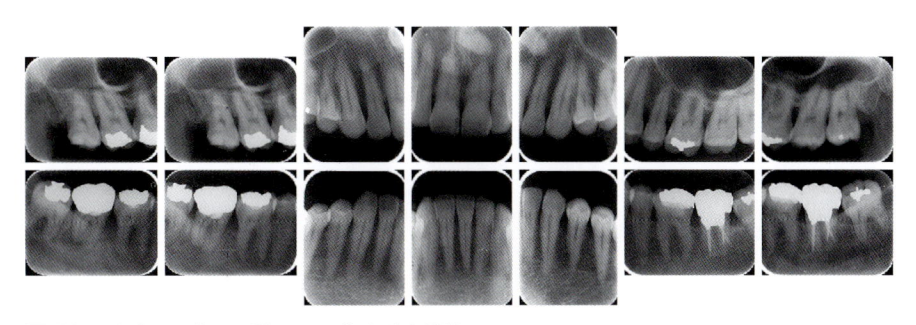

図11　メインテナンス時のデンタル14枚法
歯肉縁下歯石の付着は認めない．

3―Photodynamic Therapyの症例

		8	7	6	5	4	3	2	1	1	2	3	4	5	6	7	8
Mobility		0	0	0	0	0	0	0	0	0	0	0	0	0	0	0	
B	B.O.P.																
B	P.D.		2 1 2	2 2 2	2 1 2	2 1 1	2 1 2	1 1 2	2 1 2	2 1 2	2 1 2	2 2 2	2 1 2	2 1 2	2 2 2	3 1 2	
		8	7	6	5	4	3	2	1	1	2	3	4	5	6	7	8
P	P.D.		3 2 4	2 2 2	2 1 2	2 1 1	1 1 2	2 1 2	2 1 2	1 1 1	1 1 1	1 1 2	2 1 2	2 1 2	3 2 2	2 2 2	
P	B.O.P.		■ – –	– – ■		– – ■								– – ■			
L	B.O.P.			■ – –													
L	P.D.		2 3 3	4 2 2	2 1 2	2 1 2	1 1 1		1 1 1	1 1 1	1 1 2	2 1 2	2 2 2	2 1 2	1 2 2	2 2 2	
		8	7	6	5	4	3	2	1	1	2	3	4	5	6	7	8
B	P.D.		2 2 2	3 2 3	2 2 2	2 1 2	2 1 2		2 1 2	2 1 1	2 1 2	1 1 1	1 2 2	2 1 2	2 2 2	2 2 2	
B	B.O.P.																
Mobility		0	0	0	0	0	0		0	0	0	0	0	0	0	0	

図 12　メインテナンス時歯周組織検査所見
症状は安定している.

4 ―まとめ

Photodynamic Therapy は医科の分野では保険適応もされ，安全性の確立した治療法である．歯科の分野でもその臨床有用性は多くの臨床研究結果から評価できるが，現時点では歯科適応は厚生労働省未承認であり，歯科医師および患者が自己責任のもとで使用するものである．歯周基本治療の原則は歯肉縁上のプラークコントロールと超音波スケーラーやハンドキュレットによる歯肉縁下のデブライドメントの機械的清掃である．a-PDT は単独で使用するものではなく，従来の歯周基本治療に付加的に使用し，その殺菌効果を期待するのが望ましい治療法である．a-PDT のエビデンス，術式，長所，短所を十分に理解し，施術することによって，より効果的な治療を行うことができると考える．

症例 2　侵襲性歯周炎に対する a-PDT の応用

1 ―侵襲性歯周炎とは？

侵襲性歯周炎は，内因性感染より外因性感染の疑念が強い疾患であり，一般にいわゆる感染症といわれている疾患に類似した様相を呈する（p.53 以降参照）．侵襲性歯周炎の定義は，全身疾患等が認められないにもかかわらず，急速なアタッチメントロスを起こし，歯周病原細菌が認められること，そして家族内集積が認められることである[1]．多くは通常の歯周基本治療は効果的でなく，抗菌療法など薬物を用いた治療に反応するといわれている[2]．またこれら歯周病原細菌は，一卵性双生児において，一方のみしか侵襲性歯周炎が発症しないことや[3]，ある年齢において垂直感染が認められること[4]，また夫婦間において一方を治療したあとに違う菌株の歯周病原細菌が水平感染することが確認されるなど[5]，前述のごとく外因性感染の要素が強い．侵襲性歯周炎とは，かつて AAP の分類で

は前思春期性歯周炎，若年性歯周炎，急速進行性歯周炎（Type ⅠおよびⅡ）と分類されていたが[6]，生化学的，あるいは免疫学的に異常が認められても，一般臨床家の診断とその後に行われる治療では慢性歯周炎とあまり差がないこと，若年性歯周炎の患者が年齢を経て成人となった場合に診断名に不合理が生じるなどの問題があり，1999年に開催されたInternational Workshopで年齢の分類を排して侵襲性歯周炎という分類に変更された[1]．

2─侵襲性歯周炎に対するa-PDTの応用とは？

1）a-PDTとは

　一方，Photodynamic Therapy（以下PDT）とは，光感受性物質を生体に投与し光照射で光化学反応を惹起させることで選択的に標的細胞に傷害を惹起させる方法であり，腫瘍細胞の破壊と感染症の微生物に対して殺菌として応用できる．PDTは，これまでおもに癌治療のために研究されてきた方法であり，わが国では1990年代には早期の肺癌，胃癌，食道癌，子宮頸癌などに対し保険適用されている．近年MRSAやVRSAなどの抗菌薬耐性菌の出現に伴い，基本的に耐性化を誘発せず，かつ生体組織に為害性がほとんどないPDTによる殺菌効果が再び注目されるようになった[7]．従来の癌治療に対するPDTと区別するために，a-PDT（antimicrobial-PDT）と呼称されることが多い（詳細についてはp.94参照）．歯科領域に関しては，20世紀末までにWilsonらが光殺菌に関する基礎研究データを報告し[8～10]，a-PDTは，現在までに歯周治療やインプラント周囲炎治療，歯内治療，口腔粘膜病変の治療等への応用研究が広がった[11～15]．基本的には歯周基本治療時にSRPと併用することが推奨されている（前項参照）．我々リサーチグループでは，2010年よりa-PDTとしてPeriowaveを用い，a-PDTの臨床応用を行い，第53回日本歯周病学会秋季学術大会にて発表をした（図13）[16]．その後，n数の増多を認めているので，アップデートした情報も含め報告する．

2）a-PDTの臨床応用と今後の展望

　まず対象者は，6か月以上歯周治療を受けておらず，かつ抗菌薬を使用されていない慢性歯周炎患者11名とし，PD・BOPなどの臨床検査ののち，細菌検査（PCR-invader法）を行ってa-PDT前後の状態を調べた．今回は，a-PDTの効果のみを調べるため，SRPは行わずにPeriowaveのみを行った．術後は1週間後に再検査を行い，統計学的な評価を行った．a-PDTにより，総菌数の減少および各歯周病原細菌の有意な減少を認めた．さらに，さまざまな疫学研究より，歯根面のデブライドメントを併用すればより効果が期待できると考えられる[17, 18]．このように，いくつかの研究においてPDT併用療法の優位性が示さ

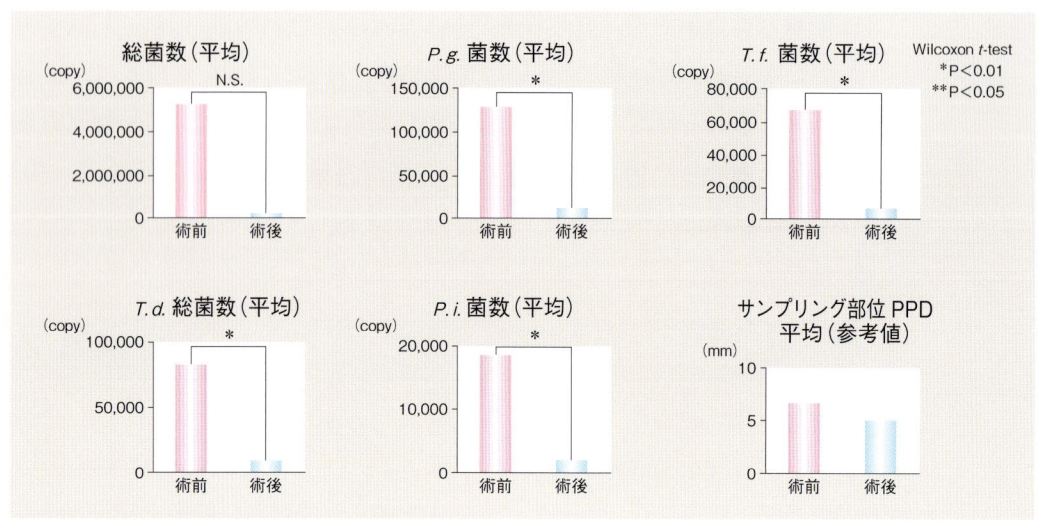

図13 吉野歯科診療所における a-PDT のデータ
a-PDT 術後には細菌学的にすべて有意な減少を認めた.

れているが，まだ真に効果の高い確実な条件や手技および長期的な効果が定まっていない．現行の臨床条件では，1回の処置では臨床的効果が弱い可能性があり，1回の治療における複数回照射や，Lulic の報告[19]にあるような一定期内での繰り返し照射で，より効果が確実になる可能性がある．前述のように，a-PDT の単独療法では，侵襲性歯周炎の治療において，その成績は SRP と同程度であったとの報告や[20]，侵襲性歯周炎に対して a-PDT 単独，あるいは併用した非外科的な歯周基本治療において，SRP 単独と同程度の臨床結果や各種マーカーを示したとする報告がいくつか存在する[21~25]．抗菌薬の全身投与と比較した研究や外科治療時の応用などの文献がまだあまり存在しないため，侵襲性歯周炎に対する a-PDT 単独での応用が従来の抗菌薬投与の代替療法として効果的かどうかは現時点で未知数ではあるが，局所療法として併用することで，より効果的な侵襲性歯周炎の治療として応用できることが期待される．

3 ─ 症例（図14～17，表1）

29歳女性．主訴は特になく，検診希望で来院．良好なプラークコントロールにも関わらず，X線所見と全顎的に深いプロービング値が示された歯周組織検査から侵襲性歯周炎を疑い，細菌検査と血清抗体価検査を行った．*Tannerella forsythia*，*Prevotella intermedia*（*P.i.*）の歯周病原細菌が基準値を超えて検出された．また検出された細菌に対して行われた IgG 血清抗体価検査では，検出されない *Aggregatibacter actinomycetemcomitans*（*A.a.*）は陰性，基準値の範囲内で検出された *Porphyromonas gingivalis*（*P.g.*）は陽性．しかしながら基準値を大きく超えた *P.i.* では抗体価が陰性であり，生体が抗原として *P.i.* を認識していないこ

とがわかる．そのため本菌が増殖して侵襲性歯周炎の状態を呈している可能性が示唆された．従来であれば，抗菌薬の経口投与による抗菌療法を選択していたが，結婚して妊娠の可能性もあり，出産も強く希望していることから歯周病原細菌の除菌と治療効率も鑑み，a-PDTを併用したFMDを選択した．結果は奏功し，1歯に対して1分のa-PDTを1回＋FMDを行っただけで，我々が学会発表等で示した抗菌薬の内服数週間併用のFMDとほぼ同等の細菌数の削減に達した（表1）．その後，智歯の抜歯とともに全顎の再生療法を行い，現在メインテナンス時には細菌学的にはすべてが基準値に達している．プロービング値も全顎3mm以内であり，*A. a.* は存在せず，*P.g.* は抗体が産生されていることから，今後は抗体価が上昇しなかった*P. i.* の細菌検査をモニタリングすることで，細菌学的発症前診断を行っていく予定である．

4 ― まとめ

　侵襲性歯周炎に対する抗菌療法は長期投与となる可能性が高く，また水平垂直感染の報告もあるため，従来の抗菌療法では家族内感染による繰り返し投与の可能性は避けられなかった．一方，a-PDTは抗菌薬のような特異的殺菌ではないため，細菌の耐性化，特に多剤耐性化と新薬開発の戦いに明け暮れている医療界にとって福音となる可能性がある．本術式に加え，侵襲性歯周炎やインプラント周囲炎に対しては，今後a-PDTを含む光を用いたさまざまな治療法が開発されるだろう．

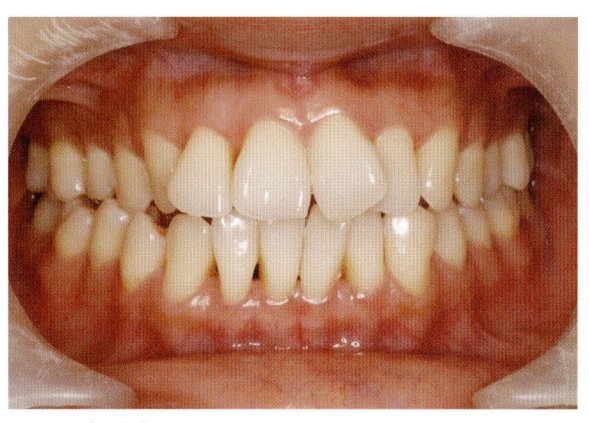

図14　初診時
良好なプラークコントロールにもかかわらず，下顎前歯部のアタッチメントロスと歯間乳頭の喪失を認める．全顎的にファセットや楔状欠損など咬合に起因するような外傷は認めない．プロービング値は深く，大臼歯部では4〜5mm程度を示していた．

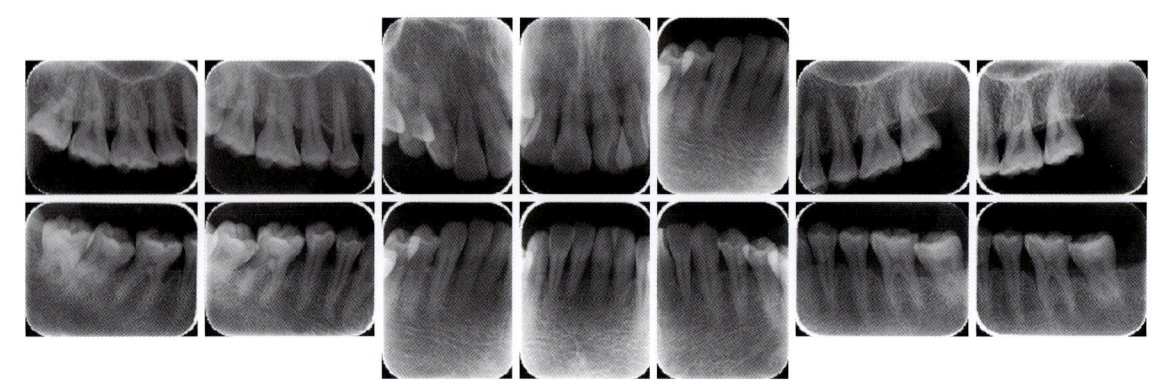

図 15　初診断時デンタル X 線所見（2010 年 5 月 15 日）
下顎前歯部に水平的な骨欠損を認め，下顎左右大臼歯部には垂直的骨欠損を認める．

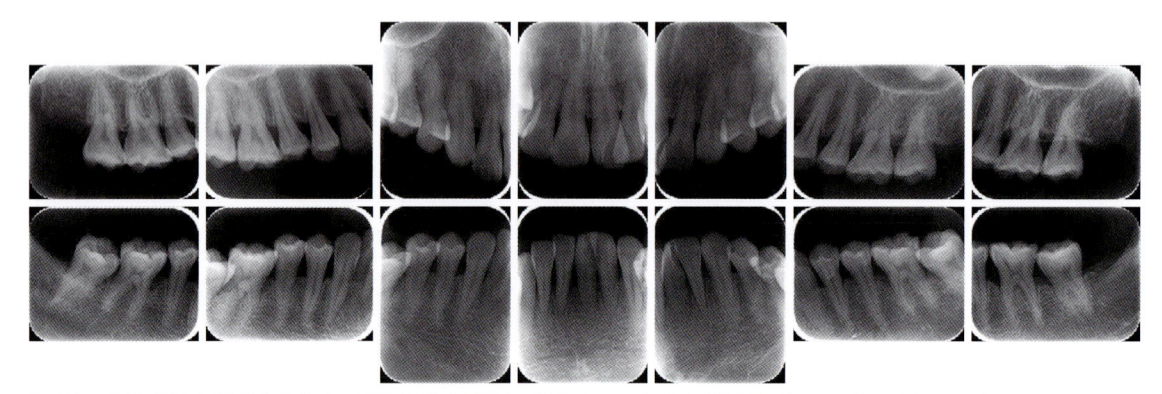

図 16　再生療法と智歯抜歯および同部の抜歯窩保存術後のデンタル X 線写真（2011 年 5 月 17 日）
骨の平坦化がみられる．プロービング値はすべて 3mm 以内である．

表 1　リアルタイム PCR を用いた細菌検査と，IgG 血清抗体価の検査

	治療前 2010 年 3 月 15 日			PDT 後 2010 年 10 月 10 日		再生療法後 2012 年 10 月 16 日		基準値	IgG
	菌数	対総菌数比	IgG	菌数	対総菌数比	菌数	対総菌数比		
総菌数	4,080,600			942,200		4,580		—	
A. a	0	0.00%	− 0.3	0	0.00%	0	0.00%	< 0.01%	− 0.6
P. g	600	0.01%	+ 2.0	0	0.00%	0	0.00%	< 0.5%	− 1.0
T. f	283,280	6.94%		4,160	0.44%	0	0.00%	< 0.5%	
T. d	345,680	8.47%		14,200	1.51%	0	0.00%	< 5.0%	
P. i	3,125,600	3.08%	− 0.1	6,840	0.73%	0	0.00%	< 2.5%	− 0.7

T. f, T. d, P. i. の歯周病原細菌が基準値を超えて検出された．また検出された細菌に対して行われた IgG 血清抗体価検査では，検出されない．A. a は陰性，基準値の範囲内で検出された P. g. は陽性，しかしながら基準値を大きく超えた P. i では抗体価が陰性であり，生体が抗原として P. i を認識していないことがわかる．a-PDT ののち，P. i. は基準値に収まるも，抗体価が低いため，a-PDT のみでは除菌は達成できなかった．その後，全顎の再生療法を行い，メインテナンス時には対総菌数比率は 0％にまで下がり，P. g. の抗体価も ＋2.0 → −1.0 と免疫学的にも P. g. 感染が消失したことがわかる．なお，T. f. と T. d. に関しては，抗体価を測定するキットが発売されていないため，免疫の詳細は不明である．今後，これらの菌に対しては，細菌検査を含めて注意深い検査と観察が必要である．

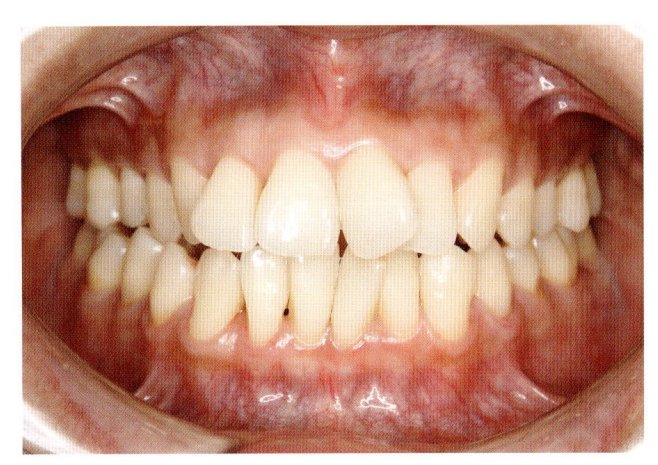

図17 現在の正面観
特に大きな問題は認めない．

3 — Photodynamic Therapy の症例

文 献

■歯周治療はどのように発展し，歯周基本治療という概念が構築されたのか

1) 川上為次郎：歯科医学史．科学書院，東京，1988.
2) Walter Hoffmann-Axthelm 著，本間 邦則 訳：歯科の歴史．クインテッセンス出版，東京，1985.
3) 古本啓一他，編：歯科放射線学．第4版，医歯薬出版，東京，2006.
4) Gold SI：Periodontics. The past. Part (II). The development of modern periodontics. J Clin Periodontol, 12 (3)：171-89, 1985.
5) Journal of Periodontology 75th Anniversary Special Feature. J Periodontol January, 75 (1)：3, 2004.
6) Goldman HM：The development of physiologic gingival contours by gingivoplasty. Oral Surg Oral Med Oral Pathol, 3 (7)：879-88, 1950.
7) Schofield E：A modified flap method of gingivoplasty. Br Dent J, 17, 89 (8)：190-1, 1950.
8) Sugarman MM：Electrosurgical gingivoplasty-a technic. J Periodontol, 22 (3)：156-61, 1951.
9) Marya CM：A Textbook of Public Health Dentistry. JP Medical Ltd, 2011.
10) Greene JC, Vermillon JR：The Simplified Oral Hygiene Index. J Am Dent Assoc, 68：7-13, 1964.
11) Ramfjord SP：The Periodontal Disease Index (PDI). J Periodontol, 38 (6)：Suppl：602-10, 1967.
12) Amsterdam M, Abrams L：Periodontal Prosthesis. In：Henry M.Goldman, D.Walter Cohen Periodontal Therapy, sixth edition, The C.V. Mosby Company, Saint Louis, 1980
13) Ramfjord SP, Nissle RR, Shick RA, Cooper H Jr：Subgingival curettage vs. surgical elimination of periodontal pockets. J Periodontol, 39：167, 1968.
14) Ramfjord SP：Present status of the modified Widman flap procedure. J Periodontol, 48 (9)：558-65, 1977.
15) Knowles JW, Burgett FG, Nissle RR, Shick RA, Morrison EC, Ramfjord SP. Results of Periodontal Treatment Related to Pocket Depth and Attachment Level Eight Years. Periodontology, 50 (5)：225-33, 1979.
16) Lindhe J, Nyman S：Alterations of the position of the marginal soft tissue following periodontal surgery. J Clin Periodontol, 7 (6)：525-30, 1980.
17) Olsen CT, Ammons WF, van Belle G：A longitudinal study comparing apically repositioned flaps, with and without osseous surgery. Int J Periodontics Restorative Dent, 5 (4)：10-33, 1985.
18) Becker W, Becker BE, Ochsenbein C, Kerry G, Caffesse R, Morrison EC, Prichard J：A longitudinal study comparing scaling, osseous surgery and modified Widman procedures. Results after one year. J Periodontol, 59 (6)：351-65, 1988.
19) Kramer GM：The case for ostectomy a time-tested therapeutic modality in selected periodontitis sites. Int J Periodontics Restorative Dent, 15 (3)：228-37, 1995.
20) 小野善弘 他：コンセプトをもった予知性の高い歯周外科処置．クインテッセンス出版，東京，2001.
21) 川崎仁：川崎仁の歯周治療 長期経過症例からみた治療成功の要点．ヒョーロンパブリッシャーズ，東京，2012.
22) 江澤庸博：一からわかるクリニカルペリオドントロジー．医歯薬出版，東京，2001.

■現在の歯周治療の流れ

1) 日本歯周病学会：歯周病専門用語集．医歯薬出版，東京，2007.
2) 日本歯周病学会：歯周病の検査・診断・治療計画の指針．医歯薬出版，東京 2009.
3) Miller PD Jr.：A classification of marginal tissue recession. Int J Periodontics Restorative Dent, 5 (2)：8-13, 1985.
4) Maynard JG Jr, Wilson RD：Diagnosis and management of mucogingival problems in children. Dent Clin North Am, 24 (4)：683-703, 1980.
5) Sanavi F, Weisgold AS, Rose LF：Biologic width and its relation to periodontal biotypes. J Esthet Dent, 10 (3)：157-63, 1998.
6) Armitage C：Development of a classification system for periodontal diseases and conditions. J Periodontol, 4 (1)：1-6, 1999.
7) 石川烈，他 編著，歯周病学．第2版，末永書店，東京，1996.
8) 日本歯周病学会：歯周病の診断と治療の指針．医歯薬出版，東京，2007.
9) 高橋慶壮，吉野敏明編著：エンド・ペリオ病変の臨床．医歯薬出版，東京，2009.

■口腔清掃指導

1) 特定非営利活動法人日本歯周病学会編：歯周病の検査・診断・治療計画の指針 2008.
2) 熊谷崇，岡賢二，藤木省三，熊谷ふじ子 編著：デンタルハイジーン別冊 わかる！できる！実践ペリオドントロジー．医歯薬出版，東京，1999.
3) 高橋慶壮，吉野敏明 編著：エンド・ペリオ病変の臨床．医歯薬出版，東京，2009.
4) Löe H, Theilade E, Jensen SB：Experimental gingivitis in man. J Periodontol, 36：177-83, 1965.
5) Axelsson P, Nyström B, Lindhe J：The long-term effect of a plaque control program on tooth mortality, caries and periodontal disease in adults. Results after 30 years of maintenance. J Clin Periodontol, 31 (9)：749-57, 2004.
6) Westfelt E：Rationale of mechanical plaque control. J Clin Periodontol, 23 (3 Pt 2)：263-7, 1996.
7) Zenthöfer A, Dieke R, Dieke A, Wege KC, Rammelsberg P, Hassel AJ：Improving oral hygiene in the long-term care of the elderly-a RCT. Community Dent Oral Epidemiol, 10.1111/cdoe. 12007, 2012.
8) Bergenholtz A, Gustafsson LB, Segerlund N, Hagberg C, Ostby N：Role of brushing technique and toothbrush design in plaque removal. Scand J Dent Res, 92 (4)：344-51, 1984.
9) Furusawa M, Takahashi J, Isoyama M, Kitamura Y, Kashima T, Ueshima F, Nakahama N, Araki M, Rokukawa Y, Takahashi Y, Makiishi T, Yatabe K：Effectiveness of dental checkups incorporating tooth brushing instruction. Bull Tokyo Dent Coll, 52 (3)：129-33, 2011.
10) Ganss C, Schlueter N, Preiss S, Klimek J：Tooth brushing habits in uninstructed adults--frequency, technique, duration and force. Clin Oral Investig, 13 (2)：203-8, 2009.
11) Sharma NC, Lyle DM, Qaqish JG, Schuller R：Comparison of two power interdental cleaning devices on the reduction of gingivitis. J Clin Dent, 23 (1)：22-6, 2012.
12) Sambunjak D, Nickerson JW, Poklepovic T, Johnson TM, Imai P, Tugwell P, Worthington HV：Flossing for the management of periodontal diseases and dental caries in adults. Cochrane Database Syst Rev, 7 (12), 2011.
13) Rosseel JP, Jacobs JE, Plasschaert AJ, Grol RP：A review of strategies to stimulate dental professionals to integrate smoking cessation interventions into primary care. Community Dent Health, 29 (2)：154-61, 2012.
14) Sivec HJ：Schizophrenia：Current Science and Clinical Practice. Psychiatr Serv, 63 (10)：10006, 2012.

■スケーリング・ルートプレーニングの概念と方法

1) Zander HA：The attachment of calculus to root surfaces. J Periodontol, 24：16, 1953.
2) Fine DH, Morris ML, Tabak L, Cole JD：Preliminary characterization of material eluted from the roots of periodontally diseased teeth. J Periodontal Res, 15 (1)：10-9, 1980.
3) Corbet EF, Vaughan AJ, Kieser JB：The periodontally-involved root surface. J Clin Periodontol, 20 (6)：402-10, 1993.
4) Moore J, Wilson M, Kieser JB：The distribution of bacterial lipopolysaccharide endotoxin in relation to periodontally involved root surfaces. J Clin Periodontol, 13 (8)：748-51, 1986.
5) Nyman S, Westfelt E, Sarhed G, Karring T：Role of "diseased" root cementum in healing following treatment of periodontal disease. A clinical study. J Clin

Periodontol, 15(7): 464-8, 1988.

■ SRPを複数回に分割して行う場合の考え方

1) 北川原健, 新田浩, 品田和美, 島田昌子 編集: 歯肉縁下のプラークコントロール, 医歯薬出版, 東京, 2002.
2) 吉野敏明, 他: One-Stage Full Mouth Disinfection: FMD 1～6. 歯界展望, 109, 2007.
3) 三辺正人, 吉野敏明 編著: 細菌検査を用いた歯周治療のコンセプト, 医学情報社, 東京, 2005.
4) 吉野敏明, Veronique Benhamou 編集: フォトダイナミックセラピーを用いた"光殺菌"歯周治療入門, 医学情報社, 東京, 2012.
5) Quirynen M, Bollen CM, Vandekerckhove BN, Dekeyser C, Papaioannou W, Eyssen H: Full- vs. partial-mouth disinfection in the treatment of periodontal infections: short-term clinical and microbiological observations. J Dent Res, 74(8): 1459-67, 1995.
6) Bollen CM, Vandekerckhove BN, Papaioannou W, Van Eldere J, Quirynen M: Full-versus partial-mouth disinfection in the treatment of periodontal infections. A pilot study: long-term microbiological observations. J Clin Periodontol, 23(10): 960-70, 1996.
7) Vandekerckhove BN, Bollen CM, Dekeyser C, Darius P, Quirynen M: Full- versus partial-mouth disinfection in the treatment of periodontal infections. Long-term clinical observations of a pilot study. J Periodontol, 67(12): 1251-9, 1996.
8) Quirynen M, De Soete M, Boschmans G, Pauwels M, Coucke W, Teughels W, van Steenberghe D: Benefit of "one-stage full-mouth disinfection" is explained by disinfection and root planing within 24 hours: a randomized controlled trial. J Clin Periodontol, 33(9): 639-47, 2006.
9) Bollen CM, Mongardini C, Papaioannou W, Van Steenberghe D, Quirynen M: The effect of a one-stage full-mouth disinfection on different intra-oral niches. Clinical and microbiological observations. J Clin Periodontol, 25(1): 56-66, 1998.
10) Papaioannou W, Bollen CM, Quirynen M: One-stage full-mouth disinfection to overcome intra-oral transmission of periodontopathogens. Anaerobe, 3(2-3): 163-8, 1997.
11) Mongardini C, van Steenberghe D, Dekeyser C, Quirynen M: One stage full- versus partial-mouth disinfection in the treatment of chronic adult or generalized early-onset periodontitis. I. Long-term clinical observations. J Periodontol, 70(6): 632-45, 1999.
12) Quirynen M, Mongardini C, Pauwels M, Bollen CM, Van Eldere J, van Steenberghe D: One stage full- versus partial-mouth disinfection in the treatment of chronic adult or generalized early-onset periodontitis. II. Long-term impact on microbial load. J Periodontol, 70(6): 646-56.
13) Aimetti M, Romano F, Guzzi N, Carnevale G: One-stage full-mouth disinfection as a therapeutic approach for generalized aggressive periodontitis. J Periodontol, 82(6): 845-53, 2011.
14) Aimetti M, Romano F, Guzzi N, Carnevale G: Full-mouth disinfection and systemic antimicrobial therapy in generalized aggressive periodontitis: a randomized, placebo-controlled trial. J Clin Periodontol, 39(3): 284-94, 2012.
15) Gomi K, Yashima A, Nagano T, Kanazashi M, Maeda N, Arai T: Effects of full-mouth scaling and root planing in conjunction with systemically administered azithromycin. J Periodontol, 78(3): 422-9, 2007.
16) Gomi K, Shibukawa N, Yashima A, Iino F, Kanazashi M, Ohshima T, Maeda N, Arai T: Change of subgingival bacterial flora and drug concentration level in gingiva of periodontal patients systemically administered azithromycin. Dentistry in japan, 41: 151-55, 2007.
17) Kinane DF, Papageorgakopoulos G: Full mouth disinfection versus quadrant debridement: the clinician's choice. J Int Acad Periodontol, 10(1): 6-9, 2008.
18) Cionca N, Giannopoulou C, Ugolotti G, Mombelli A: Microbiologic testing and outcomes of full-mouth scaling and root planing with or without amoxicillin/metronidazole in chronic periodontitis. J Periodontol, 81(1): 15-23, 2010.
19) Wennström JL, Tomasi C, Bertelle A, Dellasega E: Full-mouth ultrasonic debridement versus quadrant scaling and root planing as an initial approach in the treatment of chronic periodontitis. J Clin Periodontol, 32(8): 851-9, 2005.
20) Jervøe-Storm PM, Semaan E, AlAhdab H, Engel S, Fimmers R, Jepsen S: Clinical outcomes of quadrant root planing versus full-mouth root planing. J Clin Periodontol, 33(3): 209-15, 2006.
21) Quirynen M, Mongardini C, de Soete M, Pauwels M, Coucke W, van Eldere J, van Steenberghe D: The role of chlorhexidine in the one-stage full-mouth disinfection treatment of patients with advanced adult periodontitis. Long-term clinical and microbiological observations. J Clin Periodontol, 27(8): 578-89, 2000.
22) Eberhard J, Jepsen S, Jervøe-Storm PM, Needleman I, Worthington HV: Full-mouth disinfection for the treatment of adult chronic periodontitis. Cochrane Database Syst Rev, 23; (1): 2008.
23) 吉野敏明, 鎌田征之, 武内博朗, 二階堂雅彦, 野村義明, 三辺正人: 侵襲性歯周炎に対する抗菌療法と One Stage Full Mouth Disinfection の併用療法—リアルタイムPCR法による細菌学的考察および臨床有用性—. 日本歯周病学会会誌, 47(suppl): 141, 2005.
24) 田中真喜, 杉本知寿子, 二階堂雅彦, 土岡弘明, 野村義明, 江頭徹, 三辺正人, 吉野敏明: 重度広汎型歯周炎患者に対する治療法の検討—長期経口抗菌療法および One-Stage Full Mouth Disinfection の併用療法と従来型SRPの治療効率の比較検討—. 日本歯周病学会会誌, 49(suppl-spring): 107, 2007.
25) 鎌田征之, 稲垣伸彦, 高井周太郎, 田中真喜, 三辺正人, 野村義明, 大八木孝昌, 江頭徹, 吉野敏明: 重度広汎型歯周炎患者における抗菌療法と One Stage Full Mouth Disinfection の併用療法 (第2報) —リアルタイムPCR法による細菌学的考察—. 日本歯周病学会会誌, 49(suppl-spring): 108, 2007.

■ フルマウスディスインフェクションの概念

1) Socransky SS, Haffajee AD: Dental biofilms: difficult therapeutic targets. Periodontol 2000, 28: 12-55, 2002.
2) Goodson JM, Tanner A, McArdle S, Dix K, Watanabe SM: Multicenter evaluation of tetracycline fiber therapy. III. Microbiological response. J Periodontal Res, 26(5): 440-51, 1991.
3) Wade WG, Moran J, Morgan JR, Newcombe R, Addy M: The effects of antimicrobial acrylic strips on the subgingival microflora in chronic periodontitis. J Clin Periodontol, 19(2): 127-34, 1992.
4) Petersilka GJ, Ehmke B, Flemmig TF: Antimicrobial effects of mechanical debridement. Periodontol 2000, 28: 56-71, 2002.
5) Lamont RJ, Yilmaz O: In or out: The invasiveness of oral bacteria. Periodontol 2000, 30: 61-9, 2004.
6) Adriaens PA, De Boever JA, Loesche WJ: Bacterial invasion in root cementum and radicular dentin of periodontally diseased teeth in humans. A reservoir of periodontopathic bacteria. J Periodontol, 59: 222-30, 1988.
7) Giuliana G, Ammatuna P, Pizzo G, Capone F, Angelo M: Occurrence of invading bacteria in radicular dentin of periodontally diseased teeth: microbiological findings. J Clin Periodontol, 24: 478-85, 1997.
8) Quirynen M, Vogels R, Pauwels M, Haffajee AD, Socransky SS, Uzel NG, van Steenberghe D: Initial subgingival colonization of pristine pockets in an established environment. J Dent Res, 84: 340-4, 2005.
9) Fürst MM, Salvi GE, Lang NP, Persson GR: Bacterial colonization immediately after installation on oral titanium implants. Clin Oral Implants Res, 18: 501-8, 2007.
10) Salvi GE, Furst MM, Lang NP, Persson GR: One-year bacterial colonization patterns of Staphylococcus aureus and other bacteria at implants and adjacent teeth. Clin Oral Implants Res, 19: 242-8, 2008.
11) Teughels W, Dekeyser C, Van Essche M, Quirynen M: One-stage, full-mouthdisinfection: fiction or reality? Periodontology 2000, 50: 39-51, 2009.
12) Van Winkelhoff, et al.: Transmission of periodontal bacteria and models of infection. J Clin Periodontol, 32(Suppl 6): 16-27, 2005.
13) Barteczko I, et al.: Full-mouth disinfection vs. scaling and root planning for the treatment of periodontitis: A review of the current literature. Perio, 1: 171-9, 2004.
14) Rowshani B, et al.: Plaque development in relation to the periodontal condition and bacterial load of the saliva. J Clin Periodontol, 31: 214-8, 2004.
15) Waerhaug J: Effect of toothbrushing on subgingival plaque formation. J Periodontol, 52: 30-4, 1981.
16) Waerhaug J: Healing of the dento-epithelial junction following the use of dental floss. J Clin Periodontol, 8: 144-50, 1981.
17) Loesche WJ: The antimicrobial treatment of periodontal disease. changing the treatment paradigm. Crit Rev Oral Biol Med, 10: 254-75, 1999.
18) Loesche WJ, et al.: Metronidazole in periodontitis V: Debridement should precede medication. Compendium, 10: 1198-218, 1994.
19) Dahlen G: Microbiological diagnostics in oral disease. Acta Odont Scand, 64: 164-8, 2006.

20) Rhemrev GE, et al.: Immediate effect of instrumentation on the subgingival microflora in deep inflamed pockets under strict plaque control. J Clin Periodontol, 33: 42-8, 2006.
21) 三辺正人．歯肉縁下バイオフィルムコントロールの効果に関する科学的根拠．日本ヘルスケア研究会誌，5：42-61, 2003.
22) Nowzari H, MacDonald ES, Flynn J, London RM, Morrison JL, Slots J: The dynamics of microbial colonization of barrier membranes for guided tissue regeneration. J Periodontol, 67: 694-702, 1996.
23) Rüdiger SG, Ehmke B, Hommens A, Karch H, Flemmig TF: Guided tissue regeneration using a polylactic acid barrier. Part II: Predictors influencing treatment outcome. J Clin Periodontol, 30 (1): 19-25, 2003.
24) Heitz-Mayfield, Tonetti, Cortellini, Lang (ERGOPERIO): Microbial colonization patterns predict the outcomes of surgical treatment of intrabony defects. JCP, 33 (1): 62-8, 2006.
25) Wennström JL, Tomasi C, et al.: Full-mouth ultraspnic debridement versus quadrant scaling and root planing as an initial approach in the treatment of chronic periodontitis. J Clin Periodontol, 32: 851-9, 2005.
26) Gomi K, Yashima A, Nagano T, Kanazashi M, Maeda N, Arai T: Effect of Full Mouth Scaling and Root Planing in conjunction with systemically administered azithromycin. JP, 78 (3): 422-9, 2007.
27) 吉野敏明，田中良枝：FMD の臨床．歯界展望，109 (5)：2007.

■ FMD と複数回の SRP とのエビデンス

1) Eberhard J, Jepsen S, Jervøe-Storm PM, Needleman I, Worthington HV: Full-mouth disinfection for the treatment of adult chronic periodontitis. Cochrane Database Syst Rev. 23 (1), 2008.
2) Apatzidou DA, Kinane DF: Quadrant root planing versus same-day full-mouth root planing I. Clinical findings. J Clin Periodontol, 31: 132-40, 2004.
3) Koshy G, et al.: Single-visit, full-mouth mechanical debridement may have limited additional benefits over quadrant-wise therapy in the treatment of periodontitis, but can be completed in a shorter time (40-50min). J Clin Periodontol, 32: 734-43, 2005.
4) Wennström, JL, Tomasi C, et al.: Full-mouth ultrasonic debridement versus quadrant scaling and root planing as an initial approach in the treatment of chronic periodontitis. J Clin Periodontol, 32: 851-9, 2005.
5) Jervøe-Storm PM, Semaan E, AlAhdab H, Engel S, Fimmers R, Jepsen S: Clinical outcomes of quadrant root planing versus full-mouth root planing. J Clin Peridontol, 33 (3): 209-15, 2006.
6) Guilherme A, Zanatta M, et al.: Periodontal Debridement With Povidone-Iodine in Periodontal Treatment: Short-Term Clinical and Biochemical Observations. J Periodontol, 77: 498-505, 2006.
7) Claudio Mongardini, Daniel van Steeberghe, Christel Dekeyser, Mark Quirynen: One Stage Full-Versus Partial-Mouth Disinfection in the Treatment of Chronic Adult or Generalized Early-Onset Periodontitis. Long-Term Clinical Observations. J Periodontol, 70: 632-45, 1999.
8) Quirynen M, De Soete M, Boschmans G, Pauwels M, Coucke W, Teughels W, Van Steenberghe D: Benefit of "one-stage full-mouth disinfection" is explained by disinfection and root planing within 24 hours: a randomized controlled trial. J Clin Periodontol, 33: 639-47, 2006.
9) Quirynen M, Teughels W, van Steenberghe D: Impact of antiseptics on one-stage, full-mouth disinfection. J Clin Periodontol, 33: 49-52, 2006.
10) Teughels W, Dekeyser C, Van Essche M, Qnirynen M: One-stage, full-mouthdisinfection: fiction or reality?. Periodontology 2000, 50: 39-51, 2009.
11) Tomasi C, et al.: Full-mouth ultrasonic debridement and risk of disease recurrence:a 1-year follow-up. J Clin Periodontol, 33: 626-31, 2006.
12) Jervøe-Storm PM, et al.: Clinical outcomes of quadrant root planning versus full-mouth root planning. J Clin Periodontol, 33: 209-15, 2006.
13) Sigusch B, et al.: Enhanced root planning and systemic metronidazole administration improve clinical and micfrobiological outcomes in a two-step treatment procedure. J Clin Periodontol, 32: 401-5, 2005.
14) Heitz-Mayfield L, et al. Microbial colonization patterns predict the outcomes of surgical treatment on intrabony defects. J Clin Periodontol, 33: 62-8, 2006.
15) Mombelli A, et al.: Enamel matrix proteins and systemic antibiotics as adjuncts to non-surgical periodontal treatment: Clinical effects. J Clin Periodontol, 32: 225-30, 2005.
16) 三辺正人，吉野敏明　編著：細菌検査を用いた歯周治療のコンセプト．医学情報社，東京，2005.
17) Quirynen M, et al.: One-stage, full-mouth disinfection: Fiction or Reality?. Perio, 2: 85-90, 2005.
18) Ronders, et al.: Risk assessment in clinical practice. Periodontol 2000, 34: 120-35, 2004.
19) Guerrevo A, et al.: Adjunctive benefits of systemic amoxicillin and metronidazole in non-surgical treatment of generalized aggressive periodontitis.: a randomized placebo-controlled clinical trial. J Clin Perioodntol, 32: 1096-107, 2005.
20) Guerrevo A, et al.: Adjunctive amoxicillin and metronidazole in the treatment of generalized aggressive periodontitis: response in molars and anteriors. Europerio 2006 Oral session: Antimicrobial therapy.
21) Carvalho LH, et al.: Scaling and root planing, systemic metronidazole and professional plaque removal in the treatment of chronic periodontitis in a Brazilian population II–microbiological results. J Clin Periodontol, 6: 406-11, 2005.
22) Loesche WJ, et al.: Metronidazole in periodontitis V: Debridement should precede medication. Compendium, 10: 1198-218, 1994.
23) Emillio I, et al.: Timing of systemic antibiotic usage in periodontal therapy. Annual meeting abstracts, J Periodontol, 8; 1459, 2006.
24) Fonmer L, et al.: Incidence of bacteriamia after chewing,tooth brushing and scaling in individuals with periodontal inflammation. J Clin Periodontol, 33: 401-7, 2006.

■ 歯周基本治療応用のディシジョンメイキング

1) 矢野郁也．他：病原微生物学．東京化学同人，東京，2002.
2) 奥田克爾：タルバイオフィルム．医歯薬出版，東京，2010.
3) 口腔細菌学談話会編：歯学微生物学．第4版，医歯薬出版，東京，1989.
4) Löe H, Theilade E, Jensen SB: Experimental Gingivitis in man. J Periodontol, 36: 177-87, 1965.
5) Petit MD, van Steenbergen TJ, Scholte LM, van der Velden U, de Graaff J: Epidemiology and transmission of Porphyromonas gingivalis and Actinobacillus actinomycetemcomitans among children and their family members. A report of 4 surveys. J Clin Periodontol, 20 (9): 641-50, 1993.
6) Kobayashi N, Ishihara K, Sugihara N, Kusumoto M, Yakushiji M, Okuda K: Colonization pattern of periodontal bacteria in Japanese children and their mothers. J Periodontal Res, 43 (2): 156-61, 2008.
7) Asano H, Ishihara K, Nakagawa T, Yamada S, Okuda K: Relationship between transmission of Porphyromonas gingivalis and fimA type in spouses. J Periodontol, 74 (9): 1355-60, 2003.
8) 足本 敦，伊藤美和子，Sirkka Asikainen, Jorgen Slots 他：ヒト歯周炎における *Actinobacillus actinomycetemcomitans* と *Porphyromonas gingivalis* の果たす役割．歯界展望，96 (3)：617-24, 2000.
9) Asikainen S, Chen C, Slots J: Likelihood of transmitting Actinobacillus actinomycetemcomitans and Porphyromonas gingivalis in families with periodontitis. Oral Microbiology & Immunology, 11 (6): 387-94, 1996.
10) Saarela M, von Troil-Linden B, Torkko H, Stucki AM, Alaluusua S, Jousimies-Somer H, Asikainen S: Transmission of oral bacterial species between spouses. Oral Microbiology & Immunology, 8 (6): 349-54, 1993.
11) van Steenbergen TJ, Petit MD, Scholte LH, van der Velden U, de Graaff J: Transmission of Porphyromonas gingivalis between spouses. Journal of Clinical Periodontology, 20 (5): 340-5, 1993.
12) アメリカ歯周病学会編，石川 烈 監訳：AAP 歯周疾患の最新分類．クインテッセンス出版，東京，2001.
13) 田中真喜，杉本知寿子，二階堂雅彦，土岡弘明，野村義明，江頭 徹，三辺正人，吉野敏明：重度広汎型歯周炎患者に対する治療法の検討―長期経口抗菌療法および One-Stage Full Mouth Disinfection の併用療法と従来型 SRP の治療効率の比較検討―．日本歯周病学会会誌，49：107, 2007.
14) 鎌田征之，稲垣伸彦，高井周太郎，田中真喜，三辺正人，野村義明，大八木孝昌，江頭 徹，吉野敏明：重度広汎型歯周炎患者における抗菌療法と One Stage Full

Mouth Disinfection の併用療法(第2報)—リアルタイム PCR 法による細菌学的考察—. 日本歯周病学会会誌, 49:108, 2007.
15) 吉野敏明, 鎌田征之, 武内博朗, 二階堂雅彦, 野村義гено, 三辺正人:侵襲性歯周炎に対する抗菌療法と One Stage Full Mouth Disinfection の併用療法—リアルタイム PCR 法による細菌学的考察および臨床有用性—. 日本歯周病学会会誌, 47:141, 2005.
16) American Academy of Periodontology:Parameter on aggressive periodontitis. J Periodontol, 71:867-9, 2000.
17) 和泉雄一, 吉野敏明編著:インプラント周囲炎を治療する発症前診断と発症前治療. 医学情報社, 東京, 2010, p.p. 74-85.
18) van Winkelhoff AJ, Rodenburg JP, Goené RJ, Abbas F, Winkel EG, de Graaff J. Metronidazole plus amoxycillin in the treatment of Actinobacillus actinomycetem-comitans associated periodontitis. J Clin Periodontol, 16(2):128-31, 1989.
19) van Winkelhoff AJ, Winkel EG:Antibiotics in periodontics:right or wrong? J Periodontol, 80(10):1555-8, 2009.
20) Hirschfeld L, Wasserman B:A long-term survey of tooth loss in 600 treated periodontal patients. J Periodontol, 49(5):225-37, 1978.
21) McFall WT Jr:Tooth loss in 100 treated patients with periodontal disease. A long-term study. J Periodontol, 53(9):539-49, 1982.
22) Konig J, Plagmann HC, Ruhling A, Kocher T:Tooth loss and pocket probing depths in compliant periodontally treated patients:a retrospective analysis. J Clin Periodontol, 29(12):1092-100, 2002.
23) 三辺正人, 吉野敏明 編著:細菌検査を用いた歯周治療のコンセプト. 医学情報社, 東京, 2005.
24) Califano JV:Research, Science and Therapy Committee American Academy of Periodontology. Position paper:periodontal diseases of children and adolescents. J Periodontol, 74(11):1696-704, 2003.
25) 特定非営利活動法人日本歯周病学会 編:歯周病患者における抗菌療法の指針. 医歯薬出版, 東京, 2011.

細菌検査,免疫検査の術式,診断法

1) 和泉雄一, 吉野敏明:インプラント周囲炎を治療する. 医学情報社, 東京, 2010.
2) 三辺正人, 吉野敏明 編著:細菌検査を用いた歯周病のコンセプト. 医学情報社, 東京, 2005.
3) 田中真喜, 多田大樹, 巻島由香里, 田島祥子, 内田宏城, 吉野敏明:唾液の日内変動 第4 リアルタイム PCR 法による細菌学的考察. 日本口腔検査学会雑誌, 2(1):86-92, 2010.
4) 島内英俊:歯周病細菌と歯周病の関係—歯周病細菌の EBM—歯周病と全身の健康を考える. 医歯薬出版, 東京, 2004.
5) Socransky SS, Haffajee AD:Dental biofilms: difficult therapeutic targets. Periodontol 2000, 28:12-55, 2002.
6) Haffajee AD, Socransky SS:Microbial etiological agents of destructive periodontal diseases. Periodontol 2000, 5:78-111, 1994.
7) Tanner A, Kent R, Maiden MF, Taubman MA:Clinical, microbiological and immunological profile of healthy, gingivitis and putative active periodontal subjects. J Periodontal Res, 31(3):195-204, 1996.
8) 三辺正人:歯肉縁下バイオフィルムコントロールの効果に関する科学的根拠. 日本ヘルスケア歯科研究会誌, 5:42-61, 2003.
9) Cugini MA, Haffajee AD, Smith C, Kent RL Jr, Socransky SS:The effect of scaling and root planing on the clinical and microbiological parameters of periodontal diseases:12-month results. J Clin Periodontol, 27(1):30-6, 2000.
10) Edwardsson S, Bing M, Axtelius B, Lindberg B, Söderfeldt B, Attström R:The microbiota of periodontal pockets with different depths in therapy-resistant periodontitis. Clin Periodontol, 26(3):143-52, 1999.
11) 足立敦:Oral microbiology testing laboratory における細菌検査法. 歯界展望, 94(3):516-20, 1999.
12) Dzink JL, Socransky SS, Haffajee AD:The predominant cultivable microbiota of active and inactive lesions of destructive periodontal diseases. J Clin Periodontol, 15(5):316-23, 1988.
13) Dzink JL, Socransky SS, Haffajee AD:The predominant cultivable microbiota of active and inactive lesions of destructive periodontal diseases. J Clin Periodontol, 15(5):316-23, 1988.
14) Socransky SS:Criteria for the infectious agents in dental caries and periodontal disease. J Clin Periodontol, 6(7):16-21, 1979.
15) Socransky SS, Smith C, Haffajee AD:Subgingival microbial profiles in refractory periodontal disease. J Clin Periodontol, 29(3):260-8, 2002.
16) 雫石聰:歯周病と喫煙習慣. 歯界展望, 84:753-66, 1994.
17) da Silva AM, et al.:Psychosocial factors in inflammatory periodontal diseases. A review. J Clin Periodontol, 22(7):516-26, 1995.
18) 石川烈編集主幹:歯周病学. 永末書店, 京都, 1996.
19) Page R, et al.:The pathologenesis of human periodontics:an introduction. Periodontology 2000, 14:9-11, 1997.
20) Ishikawa I, et al.:Diversity of IgG antibody responses in the patients with various type of periodontitis. Adv Dent Res, 2:334-8, 1988.
21) Tolo K, et al.:Activity of human serum immunoglobulins to seven anaerobic oral bacteria before and after periodontal treatment. J Periodontal Res, 17:481-3, 1982.
22) Mouton, et al.:Serum antibodies to Orat Bacteroides asaccharolyticus (Bacteroides gingivalis) Relationship to age andperiodontal disease. Infect. Imnmn, 31:182-92, 1981.
23) Ebersole JL, et al.:An ELISA formeasuring serum antibodies to Actinobacitus actinomvcetemcomitans. J Feriodonl Res, 15:621-32, 1980.
24) 高柴正悟:イラストで語るバイオサイエンス 血清抗体価測定による歯周病診断システム. ザ・クインテッセンス, 26(2):3-5, 2007.
25) Horibe M, et al.:Effect of periodontal treatments on serum IgG antibody titers against periodontopathic bacteria. J Clin Periodontol, 22:510-15, 1995.

抗菌療法の考え方,投薬方法

1) 三辺正人, 吉野敏明 編著:細菌検査を用いた歯周治療のコンセプト. 医学情報社, 東京, 2005.
2) Winkel EG, et al.:Clinical and microbiological effects of initial periodontal therapy in conjunction with amoxicillin and clavulanic acid in patients with adult periodontitis. A randomised double-blind, placebo-controlled study. J Clin Periodontol, 26(7):461-8, 1999.
3) Winkel EG, et al.:Amoxicillin plus metronidazole in the treatment of adult periodontitis patients. A double-blind placebo-controlled study. J Clin Periodontol, 28(4):296-305, 2001.
4) Mombelli A, et al.:Enamel matrix proteins and systemic antibiotics as adjuncts to non-surgical periodontal treatment:clinical effects. J Clin Periodontol, 32(3):225-30, 2005.
5) Buchmann R, et al.:Aggressive periodontitis:5-year follow-up of treatment. J Periodontol, 73(6):675-83, 2002.
6) Serino G, et al.:The effect of systemic antibiotics in the treatment of patients with recurrent periodontitis. J Clin Periodontol, 28(5):411-8, 2001.
7) 梅田誠:ペリオクリンの効果的な適用を展望. 医科薬物療法, 27(3):174-5, 2008.
8) 小川智久:歯周治療における薬物療法の応用. 東京都歯科医師会雑誌, 27:445(1), 447-53, 2004.
9) 中川種昭, 他:歯周病関連細菌に対する各種抗菌剤の抗菌力について. 日本歯周病学会誌, 2005.
10) 飯島国好:診断について. 日本歯科評論, (656):201-3, 1997.
11) Position Paper Systemic Antibiotics in Periodontics. J Periodontol, 75:1553-65, 2004.
12) 奥田克爾:デンタルプラーク細菌の世界 その病原性とミクロの戦い. 医歯薬出版, 東京, 1993.
13) 奥田克爾:デンタルバイオフィルム. 医歯薬出版, 東京, 2010.
14) 田中真喜, 他:重度広汎型歯周炎患者における骨外科処置を伴う歯肉弁根尖側移動術と非外科療法との細菌叢の比較. 日本歯周病学会会誌, 50(suppl-spring):133, 2008.
15) 高井周太郎, 他:抗菌療法併用の歯周治療による細菌叢改善後の長期経過観察. 日本歯周病学会会誌, 49(suppl-spring):109, 2007.

フルマウスディスインフェクションの種類と適応

1) Quirynen M, et al.:Full- vs. partial-mouth disinfection in the treatment of periodontal infections:short-term clinical and microbiological observations. J Dent Res, 74(8):1459-67, 1995.

2) Wennström JL, et al.: Utilisation of locally delivered doxycycline in non-surgical treatment of chronic periodontitis. A comparative multi-centre trial of 2 treatment approaches. J Clin Periodontol, 28(8): 753-61, 2001.
3) 吉野敏明, 他: One-Stage Full Mouth Disinfection: FMD —歯周治療のパラダイムシフト—. 歯界展望, 109(1): 6, 2007.
4) Koshy G, et al.: Effects of single-visit full-mouth ultrasonic debridement versus quadrant-wise ultrasonic debridement. J Clin Periodontol, 32(7): 734-43, 2005.
5) Gomi K, et al.: Effects of full-mouth scaling and root planing in conjunction with systemically administered azithromycin. J Periodontol, 78(3): 422-9, 2007.
6) Sigusch BW, et al.: Enhanced root planing and systemic metronidazole administration improve clinical and microbiological outcomes in a two-step treatment procedure. J Periodontol, 76(6): 991-7, 2005.
7) Heitz-Mayfield L, et al.: Microbial colonization patterns predict the outcomes of surgical treatment of intrabony defects. J Clin Periodontol, 33(1): 62-8, 2006.
8) Mombelli A, et al. Enamel matrix proteins and systemic antibiotics as adjuncts to non-surgical periodontal treatment: clinical effects. J Clin Periodontol, 32(3): 225-30, 2005.
9) Teughels W, et al. One-stage, full-mouth disinfection: fiction or reality? Periodontol 2000, 50: 39-51, 2009.
10) Guerrero A, et al. Adjunctive benefits of systemic amoxicillin and metronidazole in non-surgical treatment of generalized aggressive periodontitis: a randomized placebo-controlled clinical trial. J Clin Periodontol, 32(10): 1096-107, 2005.
11) Dahlén G: Microbiological diagnostics in oral diseases. Acta Odontol Scand, 64(3): 164-8, 2006.
12) 三辺正人, 吉野敏明 編著: 細菌検査を用いた歯周治療のコンセプト. 医学情報社, 東京, 2005.
13) Forner L, et al.: Incidence of bacteremia after chewing, tooth brushing and scaling in individuals with periodontal inflammation. J Clin Periodontol, 33(6): 401-7, 2006.
14) Kaner D, et al.: Timing affects the clinical outcome of adjunctive systemic antibiotic therapy for generalized aggressive periodontitis. J Periodontol, 78(7): 1201-8, 2007.

■ Photodynamic Therapyの歯周基本治療への応用

1) 吉野敏明, V. Benhamou 編著, 辰巳順一, 申基喆, N.G.Loebel, 田中真喜, 小野里元気, 中澤正博 著: フォトダイナミックセラピーを用いた"光殺菌"歯周治療入門. 医学情報社, 東京, 2012.
2) 青木章, Chanthoeun Chui, 竹内康雄, 江黒徹, 吉野敏明, 田中真喜, 和泉雄一: 光を用いた新しい抗菌治療法の歯周治療への応用—a-PDTによる光科学殺菌. デンタルダイヤモンド, 36(9): 64-9, 2011.
3) 吉野敏明, 青木章, 和泉雄一: "光"を用いた殺菌治療: 抗菌光線力学療法 歯周治療におけるフォトダイナミックセラピーの基礎と臨床. ザ・クインテッセンス, l30(8): 140-9, 2011.
4) 青木章, 和泉雄一: よくわかる歯科用レーザー120%活用術. デンタルダイヤモンド, 東京, 2012.
5) 橋本賢二: 最新の光化学療法(PDT)の成果と将来展望. 日本歯科医師会雑誌, 52(8): 934-44, 1999.
6) Policard A: Etude sur les aspects offerts pa des tumeurs expérimentales examinées à lalumière de Wood. C R Soc Biol, 91: 1423-4, 1924.
7) 加藤治文 監修, 奥仲哲弥 編集: PDTハンドブック 光線力学的治療のアドバンストテクニック. 医学書院, 東京, 2002.
8) 大長珠美, 山田一郎, 増本一真, 山口万枝, 福田廣志, 橋本賢二: 光線力学的療法(Photodynamic therapy)を施行した舌癌の2例. 日口外誌, 46(8): 472-4, 2000.
9) Dougherty TJ, Gomer CJ, Henderson BW, Jori G, Kessel D, Korbelik M, Moan J, Peng Q: Photodynamic therapy. J Natl Cancer Inst, 90(12): 889-905, 1998.
10) Raab O: Über die Wrkung fluorizierender stoffe auf Infusorien. Z Biol, 39: 524-46, 1900.
11) Tappeiner H, Jodlbauer A: Über die Wrkung der photodynamischen (fluoreszierenden) Stoffe auf Infusorien. Dtsch Arch klin Med, 80: 427-87, 1904.
12) Fleming A: Classics in infectious diseases: on the antibacterial action of cultures of a penicillium, with special reference to their use in the isolation of B. influenzae by Alexander Fleming, Reprinted from the British Journal of Experimental Pathology, 10: 226-36, 1929.
13) Hamblin, MR, T Hasan: "Photodynamic therapy: a new antimicrobial approach to infectious disease?". Photochem Photobiol Sci, 3(5): 436-50, 2004.
14) Wilson M, Dobson J, Sarkar S: Sensitization of periodontopathogenic bacteria to killing by light from a low-power laser. Oral Microbiol Immunol, 8(3): 182-7, 1993.
15) Wang, SS, Chen J, Keltner L, Christophersen J, Zheng F, Krouse M, Singhal A: New technology for deep light distribution in tissue for phototherapy. Cancer Journal, 8(2): 154-63, 2002.
16) Komerik N, Wilson M, Poole S: The effect of photodynamic action on two virulence factors of gram-negative bacteria. Photochem Photobiol, 72(5): 676-80, 2000.
17) Wilson M, Yianni C: Killing of methicillin-resistant Staphylococcus aureus by low-power laser light. J Med Microbiol, 42(1): 62-6, 1995.
18) Andersen R, Loebel N, Hammond D, Wilson M: Treatment of periodontal disease by photodisinfection compared to scaling and root planing. J Clin Dent, 18(2): 34-8, 2007.
19) Braun A, Dehn C, Krause F, Jepsen S: Short-term clinical effects of adjunctive antimicrobial photodynamic therapy in periodontal treatment: a randomized clinical trial. J Clin Periodontol, 35(10): 877-84, 2008.
20) Christodoulides N, Nikolidakis D, Chondros P, Becker J, Schwarz F, Rossler R: Sculean A: Photodynamic therapy as an adjunct to non-surgical periodontal treatment: a randomized, controlled clinical trial. J Periodontol, 79(9): 1638-44, 2008.
21) Chondros P, Nikolidakis D, Christodoulides N, Rossler R, Gutknecht N, Sculean A: Photodynamic therapy as adjunct to non-surgical periodontal treatment in patients on periodontal maintenance: a randomized controlled clinical trial. Lasers Med Sci, 24(5): 681-8, 2009.
22) Benhamou V: Photodisinfection: the future of periodontal therapy. Dent Today, 28(4): 106, 108-9, 2009.
23) 吉野敏明, 他: 抗菌光線力学療法(antimicrobial PDT)を歯周治療に局所応用した歯周病原細菌の殺菌効果. 日本歯周病学会誌, (suppl-2)108, 2010.
24) Lulic M, Leiggener Gorog I, Salvi GE, Ramseier CA, Mattheos N, Lang NP: One-year outcomes of repeated adjunctive photodynamic therapy during periodontal maintenance: a proof-of-principle randomized-controlled trial. J Clin Periodontol, 36(8): 661-6, 2009.
25) Komerik N, Nakanishi H, MacRobert AJ, Henderson B, Speight P, Wilson M: In vivo killing of Porphyromonas gingivalis by toluidine blue-mediated photosensitization in an animal model. Chemother, 47(3): 932-40, 2003.
26) de Almeida JM, Theodoro LH, Bosco AF, Nagata MJ, Oshiiwa M, Garcia VG: Influence of photodynamic therapy on the development of ligature-induced periodontitis in rats. J Periodontol, 78(3): 566-75, 2007.
27) Qin YL, Luan XL, Bi LJ, Sheng YQ, Zhou CN, Zhang ZG: Comparison of toluidine blue-mediated photodynamic therapy and conventional scaling treatment for periodontitis in rats. J Periodontal Res, 43(2): 162-7, 2008.
28) de Almeida JM, Theodoro LH, Bosco AF, Nagata MJ, Oshiiwa M, Garcia VG: In vivo effect of photodynamic therapy on periodontal bone loss in dental furcations. J Periodontol, 79(6): 1081-8, 2008.
29) Komerik N, Curnow A, MacRobert AJ, Hopper C, Speight PM, Wilson M: Fluorescence biodistribution and photosensitising activity of toluidine blue o on rat buccal mucosa. Lasers Med Sci, 17(2): 86-92, 2002.
30) Luan XL, Qin YL, Bi LJ, Hu CY, Zhang ZG, Lin J, Zhou CN: Histological evaluation of the safety of toluidine blue-mediated photosensitization to periodontal tissues in mice. Lasers Med Sci, 24(2): 162-6, 2009.

■ フルマウスディスインフェクションの症例

1. 侵襲性歯周炎に対するFMDの応用

1) 三辺正人, 吉野敏明 編著: 細菌検査を用いた歯周治療のコンセプト. 医学情報社, 東京, 2005.
2) 前田伸子, 中川洋一: 細菌のこと知ってください. 永末書店, 京都, p.117-22, 2006.
3) 奥田克爾: デンタルプラーク細菌の世界—その病原性とミクロの戦い—. 医歯薬出版, 東京, p.86-91, 1993.
4) 吉野敏明, 他: One Stage full Mouth Disinfection: FMD-歯周治療のパラダイムシフト. 歯界展望, 109(6): 1121-32, 2007.

2. 治療効率を優先した FMD の応用

1) 吉野敏明，他：One-Stage Full Mouth Disinfection：FMD-歯周治療のパラダイムシフト．歯界展望，109：1～6, 2007.
2) 三辺正人，吉野敏明，他：細菌検査を用いた歯周治療のコンセプト．医学情報社，東京，2005.
3) 田中真喜，他：重度広汎型歯周炎患者に対する治療法の検討―長期経口抗菌療法および One-Stage Full Mouth Disinfection の併用療法と従来型 SRP の治療効率の比較検討―．日本歯周病学会会誌，49（suppl-spring）：107, 2007.
4) 王宝禮，他：くすりが活きる歯周病サイエンス．デンタルダイヤモンド社，東京，2007.

■抗菌療法の症例

1. 全身疾患と抗菌療法併用の歯周基本治療

1) 穂坂康朗，関口一実，斉藤　淳，木暮隆司，中川種昭，山田　了：プラークのイヌインプラント周囲組織に及ぼす影響について―臨床・細菌学的検索―．日歯周誌，38：339-45, 1996.
2) Naidu R, O'Rourke RA（O'rourke Fuster V, Alexander RW, Roberts R, King III SB, Wellens HJ）：36 Infective endocarditis（Hurst's the Heart：Manual of Cardiology），10th International ed. McGraw-Hill, New York, 593-615, 2001）
3) 沼部幸博，和泉雄一 編：デンタルハイジーン別冊 歯科衛生士のためのペリオドンタルメディシン．医歯薬出版，東京，p.p.28, 83, 2009.
4) 三辺正人，吉野敏明：細菌検査を用いた歯周治療のコンセプト―リスクコントロールとしての抗菌療法．医学情報社，東京，p.p.98-99, 2009.
5) 吉野敏明ほか：リアルタイム PCR 法による初期治療前後の歯周病原性細菌の数と分布の変化について．日本歯周病学会誌，45（79），2003.

■Photodynamic Therapy の症例

1. 歯周基本治療における a-PDT の応用

1) Upadya MH, et al.：Influence of bacterial growth modes on the susceptibility to light-activated disinfection. Int Endod J, 43（11）：978-87, 2010.
2) Soukos NS, Goodson JM：Photodynamic therapy in the control of oral biofilms. Periodontol 2000, 55（1）：143-66, 2011.
3) Konopka K, Goslinski T：Photodynamic therapy in dentistry. J Dent Res, 86（8）：694-707, 2007.
4) Usacheva MN, Teichert MC, Biel MA：The interaction of lipopolysaccharides with phenothiazine dyes. Lasers Surg Med, 33（5）：311-9, 2003.
5) Andersen R, Loebel N, Hammond D, Wilson M：Treatment of periodontal disease by photodisinfection compared to scaling and root planing. J Clin Dent, 18（2）：34-8, 2007.
6) Ge L, Shu R, Li Y, Li C, Luo L, Song Z, Xie Y, Liu D：Adjunctive effect of photodynamic therapy to scaling and root planing in the treatment of chronic periodontitis. Photomed Laser Surg, 29（1）：33-7, 2011.
7) 田中真喜，小野里元気：歯内歯周病変への応用．"光殺菌"歯周治療入門．吉野敏明，Véronique Benhamon 編．医学情報社，東京，2012.

2. 侵襲性歯周炎に対する a-PDT の応用

1) Novaes AB Jr, Schwartz-Filho HO, de Oliveira RR, Feres M, Sato S, Figueiredo LC：Antimicrobial photodynamic therapy in the non-surgical treatment of aggressive periodontitis：microbiological profile. Lasers Med Scim, 27（2）：389-95, 2012.
2) Goulart Rde C, Thedei G Jr, Souza SL, Tedesco AC, Ciancaglini P：Comparative study of methylene blue and erythrosine dyes employed in photodynamic therapy for inactivation of planktonic and biofilm-cultivated Aggregatibacter actinomycetemcomitans. Photomed Laser Surg, 28 Suppl 1：S85-90, 2010.
3) Goulart Rde C, Bolean M, Paulino Tde P, Thedei G Jr, Souza SL, Tedesco AC, Ciancaglini P：Photodynamic therapy in planktonic and biofilm cultures of Aggregatibacter actinomycetemcomitans. Photomed Laser Surg, 28 Suppl 1：S53-60, 2010.
4) Oliveira RR, Schwartz-Filho HO, Novaes AB, Garlet GP, de Souza RF, Taba M, Scombatti de Souza SL, Ribeiro FJ：Antimicrobial photodynamic therapy in the non-surgical treatment of aggressive periodontitis：cytokine profile in gingival crevicular fluid, preliminary results. J Periodontol, 80（1）：98-105, 2009.
5) Oliveira RR, Schwartz-Filho HO, Novaes AB Jr, Taba M Jr：Antimicrobial photodynamic therapy in the non-surgical treatment of aggressive periodontitis：a preliminary randomized controlled clinical study. J Periodontol, 78（6）：965-73, 2007.
6) アメリカ歯周病学会編：AAP 歯周治療のコンセンサス．クインテッセンス出版，東京，p.I-4―I-6, 1992.
7) Wainwright M：Photodynamic antimicrobial chemotherapy（PACT）．J Antimicrob Chemother, 42（1）：13-28, 1998.
8) Wilson M, Dobson J, Harvey W：Sensitization of oral bacteria to killing by low-power laser radiation. Curr Microbiol, 25（2）：77-81, 1992.
9) Sarkar S, Wilson M. Lethal photosensitization of bacteria in subgingival plaque from patients with chronic periodontitis. J Periodontal Res, 28（3）：204-10, 1993.
10) Wilson M, Dobson J, Sarkar S. Sensitization of periodontopathogenic bacteria to killing by light from a low-power laser. Oral Microbiol Immunol, 8（3）：182-7, 1993.
11) Meisel P, Kocher T. Photodynamic therapy for periodontal diseases：state of the art. J Photochem Photobiol, 79（2）：159-70, 2005.
12) Konopka K, Goslinski T. Photodynamic therapy in dentistry. J Dent Res, 86（8）：694-707, 2007.
13) Takasaki AA, Aoki A, Mizutani K, Schwarz F, Sculean A, Wang CY, Koshy G, Romanos G, Ishikawa I, Izumi Y. Application of antimicrobial photodynamic therapy in periodontal and peri-implant diseases. Periodontol 2000, 51：109-40, 2009.
14) Soukos NS, Goodson JM. Photodynamic therapy in the control of oral biofilms. Periodontol 2000, 55（1）：143-66, 2011.
15) Maisch T. Anti-microbial photodynamic therapy：useful in the future? Lasers Med Sci, 22（2）：83-91, 2007.
16) 吉野敏明　抗菌光線力学療法（antimicrobial PDT）を歯周治療に局所応用した歯周病原細菌の殺菌効果 日本歯周病学会会誌 52（suppl-2）：108-108, 2010.
17) Andersen R, Loebel N, Hammond D, Wilson M.Treatment of periodontal disease by photodisinfection compared to scaling and root planing. J Clin Dent, 18（2）：34-8, 2007.
18) Benhamou V. Photodisinfection：the future of periodontal therapy. Dent Today, 28（4）：106, 108-9, 2009.
19) Lulic M, Leiggener Gorog I, Salvi GE, Ramseier CA, Mattheos N, Lang NP. One-year outcomes of repeated adjunctive photodynamic therapy during periodontal maintenance：a proof-of-principle randomized-controlled clinical trial. J Clin Periodontol, 36（8）：661-6, 2009.
20) de Oliveira RR, Schwartz-Filho HO, Novaes AB, Jr., Taba M, Jr. Antimicrobial photodynamic therapy in the non-surgical treatment of aggressive periodontitis：a preliminary randomized controlled clinical study. J Periodontol, 78（6）：965-73, 2007.
21) Novaes AB Jr, Schwartz-Filho HO, de Oliveira RR, Feres M, Sato S, Figueiredo LC. Antimicrobial photodynamic therapy in the non-surgical treatment of aggressive periodontitis：microbiological profile Lasers Med Sci, 27（2）：389-95, 2012.
22) Goulart Rde C, Thedei G Jr, Souza SL, Tedesco AC, Ciancaglini P. Comparative study of methylene blue and erythrosine dyes employed in photodynamic therapy for inactivation of planktonic and biofilm-cultivated Aggregatibacter actinomycetemcomitans. Photomed Laser Surg, 28 Suppl 1：S85-90, 2010.
23) Goulart Rde C, Bolean M, Paulino Tde P, Thedei G Jr, Souza SL, Tedesco AC, Ciancaglini P. Photodynamic therapy in planktonic and biofilm cultures of Aggregatibacter actinomycetemcomitans. Photomed Laser Surg, 28 Suppl 1：S53-60, 2010.
24) de Oliveira RR, Schwartz-Filho HO, Novaes AB, Garlet GP, de Souza RF, Taba M, Scombatti de Souza SL, Ribeiro FJ. Antimicrobial photodynamic therapy in the non-surgical treatment of aggressive periodontitis：cytokine profile in gingival crevicular fluid, preliminary results. J Periodontol, 80（1）：98-105, 2009.
25) de Oliveira RR, Schwartz-Filho HO, Novaes AB Jr, Taba M Jr. Antimicrobial photodynamic therapy in the non-surgical treatment of aggressive periodontitis：a preliminary randomized controlled clinical study. J Periodontol, 78（6）：965-73, 2007.

索 引

数字・欧文

3S-FMD　90, 102
Aggrergatibacter actinomycetemcomi-
　　tans　10, 36
a-PDT　95, 125, 126, 130, 131
a-PDT の適応症　97
biogel　125
BOP　8
ELISA 法　76
finger flexing motion　35
full mouth disinfection（FMD）　36,
　　40, 48, 102, 118
FMD の分類とプロトコール　47
FotoSan630　96
GTR 法　16, 17
LDD　78
LDDS　6
LPS　31, 53, 54, 84
Maynard の分類　11, 12
mechanical chemical therapy　94
mechanical therapy　94
Miller の分類　11, 12
modified pen grasp　33
mutually protected articulation　19
one stage full mouth disinfection（OS-
　　FMD）　40, 51, 89, 126
PCR　7
PCR-invader 法　96, 131
pen grasp　33
Periowave　95, 125
photodynamic therapy（PDT）　94,
　　125, 130, 131
PMIC　52
Porphyromonas gingivalis　10, 36
Q-SRP　48
Red Complex　55, 74, 77, 82, 107
rigid type　33
root surface debridement　31
SABT　78
SRP　30, 37, 88
standard type　33
ultrasonic FMD（US-FMD）　89
wrist forearm motion　35
X 線　8

あ行

アクセスフラップ手術　16
アクロマイシン　80
アジスロマイシン　80, 90
アナフィラキシーショック　93, 110
アモキシシリン　77, 80, 83, 86, 102
アレルギーテスト　93
一次性咬合性外傷　12
インプラント　21
ウイドマン改良フラップ手術　16
エナメルマトリックスタンパク質　16
エムドゲイン　18
塩酸ミノサイクリン　79, 86
炎症性サイトカイン　36

か行

外因性感染　36, 53
カウンセリング　14
カッティングエッジ　34
機械化学療法　94
義歯　20
機能回復療法　19
急性膿瘍　6
キュレット型スケーラー　30, 32
局所投与　78, 79
菌感受性試験　58
菌血症　43, 117, 126
クラビット　80
グラム陰性桿菌　31, 54
クランプ　71, 72
グレーシー型キュレット　33
クロルヘキシジン　48
経口抗菌療法　52, 90, 102
結合組織移植術　16
血清抗体価検査　76, 132
検査用トレー　71
抗菌薬　7, 110, 132
抗菌療法　52, 64, 77, 116, 121
口腔外伝播　43
口腔外レスト　35
口腔清掃指導　14, 24, 30, 103
口腔内伝播　40
咬合性外傷　12
咬合調整　15
光線力学療法　94
骨移植　17
骨移植術　16
根分岐部病変　8

さ行

細菌検査　64, 68, 76, 96, 104, 131, 132
サイトカイン　31
暫間固定　15
歯間ブラシ　27
色素沈着　86
歯周基本治療　14
歯周形成外科　16
歯周外科　15
歯周組織再生療法　16, 104, 107
歯周病原細菌　41, 55
ジスロマック　80
歯内療法　15
歯内-歯周病変　15
歯肉炎　56
歯肉縁下スケーリング　30
歯肉縁上スケーリング　30
歯肉切除療法　15
歯肉弁根尖側移動術　15, 16
歯肉弁歯冠側移動術　16, 18
歯肉弁側方移動術　16
シャープニング　35
手用スケーラー　32
シュワルツマン反応　38, 49
小帯切除術　16
静脈内鎮静法　90, 102
侵襲性歯周炎　9, 37, 57, 100, 130
心内膜炎　117
診療用トレー　71
スケーラー　30, 32
スケーリング　30
スケーリング・ルートプレーニング
　　15, 30
スティップリング　104
精神科的問診　81
切除療法　15
セフェム系　80
セルフケア　27
全身管理　90, 102, 116

全身疾患　44, 58, 114
全身投与　78, 79
即時型アレルギー反応　93
組織再生誘導法　16
組織付着療法　16

た行

対合歯レスト　35
耐性菌　58
唾液サンプル　69
脱感染療法　44
単独療法　78
遅延型アレルギー反応　93
治療方針決定のための考え方　65
テトラサイクリン系　80, 83
デブライドメント　31
電動ブラシ　27
糖尿病　58
ドライパッド　72
トリプシン様酵素　55

な行

内因性感染　36, 53
内科的問診　81
二次性咬合性外傷　12
ニューキノロン系抗菌薬　80

は行

バイオタイプの分類　11, 13
バイオフィルム　36, 125
バイタルサイン　104, 110, 119
ハイリスク患者　77
発症前診断　58
発症前治療　58
反対側レスト　35
光感受性薬剤　94, 125
非特異的プラーク仮説　43
ビブラマイシン　80
フォトダイナミックセラピー　94
プラークコントロール　14, 24
プラークコントロールレコード　7
プラーク性歯肉炎　8
ブラッシング法　26
ブリッジ　20
フルマウスディスインフェクション
　（→FMD）　36, 40, 48, 88, 100
プロービングポケットデプス　8
プロビジョナルレストレーション
　14, 19
併用療法　78
ペーパーポイント　71, 72
ペニシリン系抗菌薬　80
ペリオライト　125
防湿　71, 72
ポケットサンプル　69
ホワイトライン　35

ま行

マクロライド系抗菌薬　80
慢性歯周炎　9, 37, 56
ミノマイシン　80, 110
ミューチュアリー・プロテクティド・
　アーティキュレーション　19
メイアクト　80
メインテナンス　107
メトロニダゾール　77, 80, 83, 86, 90,
　102
免疫検査　55, 76
モチベーション　27
モニタリング　110

や行

薬疹　86
遊離歯肉移植術　16

ら行・わ行

リピドA　53
リポ多糖　31
量的規制　62
隣在歯レスト　35
ルートプレーニング　30
レスト　34
レボフロキサシン　83, 86
ロイコトキシン　55, 82, 102
ワンタフトブラシ　27

【編者略歴】

吉野 敏明
よしの としあき

1993 年	岡山大学歯学部卒業，東京医科歯科大学歯学部歯科保存学第二講座（歯周病学）入局
1995 年	吉野歯科医院副院長
1999 年	日本歯周病学会歯周病認定医（現専門医）
2003 年	日本臨床歯周病学会理事
2004 年	日本臨床歯周病学会指導医，認定医
2006 年	吉野歯科診療所歯周病インプラントセンター理事長
2008 年	日本歯周病学会指導医，日本レーザー歯学会最優秀研究発表賞受賞
2010 年	歯学博士取得（東京医科歯科大学）
2011 年	Osseointegration Japan 最優秀発表賞受賞，日本歯周病学会評議員
2012 年	ペリオウェイブ臨床研究会代表

その他，JIADS 講師，新潟大学歯学部非常勤講師，昭和大学兼任講師，I 型糖尿病歯周病治療受け入れ機関指定医

新しいエビデンスに基づく
歯周基本治療のコンセプト
フルマウスディスインフェクション・光殺菌・抗菌療法
ISBN978-4-263-44379-8

2013 年 2 月 10 日　第 1 版第 1 刷発行

編　者　吉　野　敏　明
発行者　大　畑　秀　穂
発行所　医歯薬出版株式会社

〒113-8612　東京都文京区本駒込 1-7-10
TEL．(03) 5395-7638（編集）・7630（販売）
FAX．(03) 5395-7639（編集）・7633（販売）
http://www.ishiyaku.co.jp/
郵便振替番号 00190-5-13816

乱丁，落丁の際はお取り替えいたします　　印刷・木元省美堂／製本・皆川製本所
© Ishiyaku Publishers, Inc., 2013. Printed in Japan

本書の複製権・翻訳権・翻案権・上映権・譲渡権・貸与権・公衆送信権（送信可能化権を含む）・口述権は，医歯薬出版(株)が保有します．
本書を無断で複製する行為（コピー，スキャン，デジタルデータ化など）は，「私的使用のための複製」などの著作権法上の限られた例外を除き禁じられています．また私的使用に該当する場合であっても，請負業者等の第三者に依頼し上記の行為を行うことは違法となります．

JCOPY ＜(社)出版者著作権管理機構　委託出版物＞
本書を複写される場合は，そのつど事前に(社)出版者著作権管理機構（電話 03-3513-6969，FAX 03-3513-6979，e-mail：info@jcopy.or.jp）の許諾を得てください．